DE

LA GASTROTOMIE

DANS LES ÉTRANGLEMENTS INTERNES

PAR

Amédée DELAPORTE

DOCTEUR EN MÉDECINE DE LA FACULTÉ DE PARIS,

PARIS

ADRIEN DELAHAYE, LIBRAIRE-ÉDITEUR

PLACE DE L'ÉCOLE-DE-MÉDECINE

—

1872

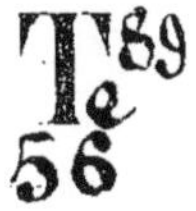

DE LA GASTROTOMIE

DANS LES

ETRANGLEMENTS INTERNES.

DE

LA GASTROTOMIE

DANS LES ÉTRANGLEMENTS INTERNES

PAR

Amédée DELAPORTE

DOCTEUR EN MÉDECINE DE LA FACULTÉ DE PARIS,

PARIS

ADRIEN DELAHAYE, LIBRAIRE-ÉDITEUR

PLACE DE L'ÉCOLE-DE-MÉDECINE

1872

LA GASTROTOMIE

INTRODUCTION.

En parcourant l'histoire de l'ovariotomie qui, dans ces dernières années, vient de conquérir une place définitive dans la chirurgie, il nous a semblé que quelques autres opérations abandonnées comme téméraires, ou restées jusqu'ici dans le domaine de la théorie, étaient appelées à prendre place à leur tour dans la pratique chirurgicale. Parmi ces opérations il en est une, la gastrotomie, qui se rapproche sous beaucoup de rapports de l'ovariotomie ; nous avons cru qu'il serait intéressant d'étudier l'histoire de cette opération pour essayer de faire ressortir les avantages qu'elle présente dans beaucoup de cas sur les procédés opératoires qu'on lui préfère aujourd'hui et pour montrer que parfois aussi elle est la seule ressource du chirurgien. L'étude de la gastrotomie dans les différentes applications qu'on peut en faire eût été trop longue, nous ne nous proposons donc d'envisager ici que son application au traitement des étranglements internes, et voici comment nous croyons devoir traiter cette question. Après avoir défini l'opération à laquelle on doit donner le nom de gastrotomie, nous exposerons l'histoire de cette opération, et nous donnerons un tableau statistique de toutes les gastrotomies que nous avons pu recueillir. Puis étudiant cette statistique, nous verrons les conséquences qu'on doit en tirer. Nous ferons ensuite la critique des objections qui ont été faites à l'opération, et nous examinerons les indications ou contre-indications qui doivent la faire admettre ou rejeter. Enfin, sans entrer dans la description de l'opération elle-même, nous indiquerons les conditions générales dans lesquelles le chirurgien doit se placer pour avoir le plus de chances de succès, quand l'opération, reconnue nécessaire, aura été décidée.

Tels sont les points principaux que nous avons l'intention de passer en revue dans ce travail ; nous ne voulons pas le commencer sans remercier tout d'abord notre premier maître, M. le Dr Simon Duplay, qui nous en a donné l'idée ; et notre ami, M. Gaston Meunier, qui a bien voulu nous traduire des documents anglais que, grâce à lui, nous avons pu consulter. Nous sommes heureux aussi de remercier M. le Dr Boinet pour la gracieuse obligeance avec laquelle il a mis à notre disposition un mémoire encore inédit sur la gastrotomie, auquel nous avons fait de nombreux emprunts.

DÉFINITION.

Sous le nom de gastrotomie nous comprenons une opération qui consiste à ouvrir largement le ventre, en incisant les parois abdominales, pour aller à la recherche de l'étranglement interne.

L'étymologie même du mot gastrotomie, *gastrotomia* (de γαστὴρ, ventre, estomac, et τομὴ, incision), à cause des différentes manières d'interpréter le mot γαστὴρ, l'a fait employer dans des sens divers par les auteurs ; les uns appelant, par exemple, gastrotomie, une ouverture faite à l'estomac pour en extraire un corps étranger ; d'autres désignant sous ce nom les différentes opérations dans lesquelles on incise un point quelconque de l'abdomen dans un but quelconque (ainsi l'opération de la hernie étranglée, l'établissement d'un anus contre nature, les incisions faites pour donner issue à des épanchements abdominaux, etc., etc.)

Dans l'étude des étranglements internes, cette dernière manière de comprendre la gastrotomie a jeté une grande confusion, qui y règne encore pour beaucoup d'auteurs. Nous voyons, en effet, décrites sous le nom de gastrotomies, et la gastrotomie telle que nous la comprenons, et l'entérotomie d'après les procédés de Littre, d'Amussat, de Nélaton, et même l'opération pour la hernie étranglée. On comprend donc qu'il était absolument nécessaire pour nous qui serons constamment obligé de mettre en parallèle ou en opposition ces différentes opérations, de bien définir en commençant ce qu'on doit entendre par gastrotomie.

Il serait désirable qu'on laissât au mot de gastrotomie sa signification la plus étendue, celle que lui donne M. Boinet, « une incision de l'abdomen ayant pour but d'ouvrir le ventre assez largement pour que l'on puisse voir les intestins et tous les viscères abdominaux, les examiner avec soin, les attirer au dehors si cela est nécessaire, les soulever, les déplacer momentanément, les laver, les nettoyer s'ils ont été salis par du sang ou d'autres matières, les ouvrir, les exciser et enfin les suturer s'ils ont été lésés ou ouverts, dans le but d'en extraire certains produits ou corps étrangers arrêtés dans leur cavité, soit enfin pour extirper certaines productions développées dans les profondeurs de l'organisme comme des kystes de l'ovaire, des kystes fœtaux, des tumeurs fibreuses, soit pour pratiquer l'opération césarienne dans les cas de grossesses extra et intra-utérines, etc..., et enfin pour pouvoir remédier à tout étranglement ou obstruction intestinale quelle qu'en soit la cause. » On donnerait alors à chacune des diverses opérations que nous venons d'énumérer un nom propre à la faire reconnaître. Mais les essais, tentés dans ce sens, sont peu encourageants, et les mots de *gastro-stomie*, proposés pour l'ouverture de l'estomac, *gastro-hystérotomie* pour l'ouverture de l'utérus, n'ont pas eu beaucoup de succès. Sans vouloir créer de nouveaux mots, nous nous contenterons de bien définir comment on doit comprendre les mots gastrotomie, entérotomie et gastro-entérotomie qui reviendront souvent dans cette étude, nous leur conserverons le sens généralement adopté par les auteurs (1) qui les derniers se sont occupés le plus spécialement du traitement chirurgical des étranglements internes.

Nous appellerons donc gastrotomie, l'opération qui, comme nous l'avons dit en commençant, consiste à ouvrir largement le ventre en incisant les parois abdominales, pour aller à la recherche de l'étranglement.

Nous donnerons le nom d'entérotomie à l'opération qui a pour but l'établissement d'un anus artificiel, quels que soient, du reste, le procédé employé et le siége de l'opération.

Enfin, nous désignerons seulement sous le nom de gastro-entérotomies, les opérations de gastrotomie dans lesquelles le chirurgien, pour une raison ou pour une autre, aura dû faire une ouverture à l'intestin, soit qu'il ait replacé cet intestin dans la cavité abdominale après l'avoir suturé, soit qu'il ait établi un anus artificiel.

(1) **MM.** Duchaussoy, Charpentier, Larguier des Bancels, Boinet.

HISTORIQUE.

L'idée de faire la gastrotomie n'est pas nouvelle; Cœlius Aurelianus, en effet, rapporte que, 350 ans avant Jésus-Christ, Praxagore de Cos approuvait cette opération dans les cas de *passio iliaca*. « Praxagore approuve, dit-il, qu'après avoir employé quelques-uns des secours qu'il a précédemment prescrits (*vomitu utitur donec faciat evomi*), on ouvre le ventre près du pubis; il pousse même la hardiesse jusqu'à vouloir qu'on vide l'intestin rectum, et qu'après avoir vidé les excréments on le recouse. » Des auteurs n'ont voulu voir là qu'une opération de hernie étranglée, Haller, M. A. Severin, Mercurial, Hévin, Van Swieten sont de ce nombre, tandis que d'autres avec Hoffmann, Berchusen, Leclerc, pensent que Praxagore qu'ils traitent même à ce sujet de téméraire et d'audacieux, conseillait une véritable gastrotomie.

En 1672, Paul Barbette (1), chirurgien d'Amsterdam, propose très-nettement la gastrotomie dans les cas d'intussusception, et les termes dont il se sert ne présentent aucune ambiguïté : « An « non etiam præstaret, facta dissectione musculorum et peri- « tonæi, digitis susceptum intestinum extrahere, quam certæ « morti ægrotantem committere. »

Fréd. Hoffmann, Félix Plater croyaient cette opération très-praticable, mais ils n'y ont pas eu recours ; ils la conseillaient pourvu qu'il n'y eût point une inflammation abdominale très-étendue. Mais Van Swieten, Georges Otton condamnaient cette opération à cause de l'incertitude où l'on est de la véritable cause de la maladie, le volvulus contre lequel on veut agir, étant, disaient-ils, une des causes les moins fréquentes d'étranglement.

(1) Barbette, Op. chir.-anat., 1672, de abdom. part. inter., pars III, lib. iv, p. 144.

Delaporte.   2

Hévin, après avoir examiné tous les auteurs qui avaient écrit sur la gastrotomie, conclut à l'adoption de cette opération qui, malgré tous ses efforts , ne fut pas acceptée par les membres de l'Académie royale de chirurgie. De là les deux mémoires d'Hévin sur ce sujet : dans le premier (1) où il exprime l'opinion de l'Académie qu'il était chargé de rapporter, il désapprouve complétement la gastrotomie dans les cas de passion iliaque; dans le second (2), mémoire posthume, publié par M. Dezeimeris en 1836, il exprime alors sa propre opinion et conclut à l'opération dans les cas désespérés.

Les recherches d'Hévin sont trop importantes, dit M. Boinet, auquel nous empruntons presque textuellement cette partie de l'histoire de la gastrotomie , et établissent d'une manière trop positive l'utilité de la gastrotomie pour ne pas les rapporter complétement. « Tollet, dit Hévin, semble parler de cette opération comme d'une pratique qui aurait été assez communément en usage de son temps (*Traité de la lithotomie*, chap. xv, p. 140). C'est à l'occasion de la maladie du franc écuyer de Bagnolet , qu'il soutient, que selon toute apparence , l'opération qu'on lui fit publiquement, par la permission du roi Louis XI et du Parlement de Paris, n'était point pour la pierre , mais celle qui se pratique pour la maladie nommée volvulus, qui survient, dit-il, lorsque l'intestin est redoublé ou replié en lui-même. La même opération paraît encore bien plus clairement désignée dans un factum ou mémoire de défense des chirurgiens de Lyon contre les apothicaires de la même ville (Novellar, *Méd. légale*, Mich. Bernhard. Valentin , cas 37). C'est dans le détail des différentes opérations que les candidats sont tenus de faire pour obtenir la maîtrise en chirurgie. En effet , après le trépan et la

(1) Hévin. Recherches historiques sur la gastrotomie (Mémoires de l'Académie de chirurgie, 1768, t. IV, p. 201.)

(2) Hévin. 2ᵉ mémoire posthume publié par M. Dezeimeris, dans le Journal des connaissances médico-chirurgicales, 1836.

paracentèse de la poitrine et du ventre, on trouve de suite l'herniotomie dans le cas d'étranglement des intestins ou pour un volvulus dans le ventre : « ob intestinum incarceratum, aut « ob volvulum in ventre. »

Hévin affirme que dans le grand nombre d'auteurs qu'il a parcourus ou consultés à l'occasion de ses recherches sur cette opération, il n'a trouvé que deux exemples de la pratique de cette opération, ceux de Bonet et de Nück.

Bonet (1), après avoir exprimé l'opinion de Barbette sur la gastrotomie, pour prouver que sa recommandation avait été suivie d'effet, donne l'observation du cas de la baronne de Lanti (2). Bonet qui n'a pas vu l'opération, rapporte qu'elle lui a été communiquée par le révérend M. Pinault, ministre de l'église genevoise, qui vivait dans une liaison intime avec la malade opérée.

Le cas de Nück (3), rapporté par Velse et certifié authentique par Oosterdykius Schacht, médecin très-digne de foi, est trop évident pour permettre le doute. Dans ce cas, la gastrotomie fut pratiquée par les conseils de Nück.

Ces deux observations, qu'on trouvera à la fin de ce travail, ont été considérées par Saviard (*Observ. chirurg.*, obs. 34) comme deux opérations de hernies étranglées, mais il suffira de lire la description de l'opération pour voir qu'il s'agit bien ici de véritables gastrotomies.

« Tous les chirurgiens, dit M. Boinet, n'ont pas été d'accord sur la gastrotomie, et plusieurs n'ont pris aucun parti sur cette pratique. Et Muller (*Colleg. Pract.*, t. II, *Oper.*, cap. I, art. 2, p. 103) et Bonet (*Med. septentr.*, lib. III, sect. 15, cap. 23; *disp. méd. de passio iliaca*) entre autres, ne se prononcent pas et gar-

---

(1) Bonet. Sepulchretum anatomicum, lib. III, sect. xiv, de dolore iliaco.

(2) Observation 1.

(3) Obs. 2.

dent le silence sur ce point de savoir s'il serait raisonnable et avantageux d'ouvrir le bas-ventre pour remédier à l'intussusception intestinale. Daniel Schulze (*Diss. inaug. med. de passio iliaca.*, 20, 1714; *Francof. ad viadr.*) se contente de s'en rapporter au jugement des praticiens sur cette opération, qu'il regarde cependant comme cruelle et très-périlleuse.

« Le plus grand nombre des membres de l'Académie royale de chirurgie, ne voyant dans cette opération que des inconvénients, et un péril assuré sans espoir de salut pour les malades, l'ont désapprouvée sans restriction et rejetée absolument, les raisons alléguées par tous ceux qui ne veulent point de cette opération, sont qu'il n'y a point de signes diagnostiques certains de l'intussusception, et que dans le commencement de la maladie où les forces des malades sont encore dans leur intégrité, il n'est point de médecin raisonnable qui se décidât à la tenter, d'autant mieux qu'il y a bien d'autres moyens plus certains à employer pour combattre cette maladie ; et en supposant que tous les remèdes aient été infructueux, l'ouverture de l'abdômen en pareil cas paraît fort douteuse pour le succès ; car de deux choses l'une, ou les forces du malade sont tellement épuisées, qu'il sera tout à fait hors d'état de supporter l'opération, ou bien les intestins seront gangrenés, de manière que dans l'une ou l'autre supposition le malade sera perdu sans ressources, ce qui ferait un tort insigne à la réputation de l'opérateur. La difficulté de l'opération elle-même qui exige l'incision de beaucoup de muscles, très-grands, étendus les uns sur les autres et dont les fibres suivent des directions absolument opposées, ce qui produirait au moment de l'opération les plus grands accidents, etc... Il vaut donc mieux abandonner à la Providence des malades aussi désespérés, plutôt que de blesser l'art et la réputation du praticien. Enfin d'autres médecins n'ont présenté d'autres motifs à leur opposition que l'inutilité absolue dont cette opération serait en pareille occasion, préférant administrer aux malades après les vomitifs et les purgatifs, du mercure coulant, des balles de plomb ou d'or, etc., qui, par leur pesanteur, dégageront la partie de l'intestin qui forme l'intussusception.

« Si, comme nous venons de le voir, la gastrotomie a été désapprouvée et proscrite par un grand nombre de praticiens, elle a cependant trouvé des approbateurs. Freind, entre autres (*Hist. de la Méd.*, p. 67, au mot *Paul*), après avoir fait mention du projet d'opération de Barbette, avance que si la méthode d'ouvrir l'abdomen, dans l'endroit où s'est faite l'intussusception de l'intestin, est praticable, elle devrait être plutôt tentée, au défaut d'autres remèdes, dans les cas où la passion iliaque procède de la hernie inguinale, surtout, dit-il, puisqu'il paraît qu'il y a aussi peu de danger à faire l'incision à travers l'hypogastre, qu'il y en a à la faire sur le prolongement du péritoine. Je ferai observer en passant, dit Hévin, que c'est la méthode qui fut employée dans la cure d'une hernie intestinale étranglée depuis quatre jours et dont l'histoire est rapportée par Blancard (1) (*Prax. med.*, t. II, cap. 2, p. 50) (on la trouvera plus loin avec les autres observations).

« C'était aussi l'usage de Cheselden (*Traité d'Anatomie* et *Dict. de Med.*, t. I, p. 22), dans le cas de bubonocèle avec étranglement, d'ouvrir la partie inférieure de l'abdomen. Il y faisait avec le bistouri une grande plaie longitudinale, qu'il prolongeait jusqu'au principe de la hernie, il portait ses doigts dans la cavité du ventre, et retirait en dedans les intestins étranglés. Morand fait remarquer (*Éloge de Cheselden. Histoire de l'Académie de chirurgie*, t. III, p. 3) que Cheselden avait tâché de faire revivre cette méthode qui était en usage du temps de Rosset (*Hysterotomot.*, tract. 3, p. 267), et que Pigray décrit très-clairement cette pratique (*Epitome des précept. de méd. et chi-*

(1) Obs. 3.

rurg., liv. ii, chap. 41), qui, si l'on s'en rapporte à Heister (*Inst. chirurg.*, parag. 6, p. 813), réussissait ordinairement très-bien (Lieutaud, *Précis. de Médecine pratique*, liv. 2, p. 560).

« Fréd. Hoffmann dit de l'opération de Barbette : « Elle con-
« siste à faire une incision à l'abdomen, à développer ou à dé-
« gager la partie des boyaux répliée ou engagée, et à faire en-
« suite la suture pour procurer la consolidation de la plaie. Mais,
« ajoute le même auteur, il est sans doute essentiel que le chirur-
« gien qui aura assez de courage pour entreprendre une pa-
« reille opération, soit bien assuré qu'il n'y a pas encore
« d'inflammation considérable; et il ne faut point, par consé-
« quent, temporiser longtemps avant que de s'y déterminer.

« C'est aussi le sage conseil que donne Félix Plater : si, dit-il,
« par quelque secousse saut, ou chute violente sur le bas-ventre,
« il arrive que les intestins se trouvent entortillés ou étranglés,
« que le passage des matières excrémenteuses soit intercepté,
« et que par la perversion du mouvement péristaltique du canal
« intestinal, le malade soit menacé de vomissement stercoral, il
« faut recourir à l'ouverture du ventre qu'il est à propos de
« faire suivant la longueur et non pas en travers, pour débar-
« rasser et replacer les intestins. » Plater ajoute que c'est alors
l'unique et extrême remède, mais qu'il n'y a pas à balancer, et
qu'il est question de s'y résoudre sans aucun retardement.

«Blancard paraît même persuadé que le défaut de succès de
cette méthode salutaire dépendrait uniquement de ce qu'on aurait pris trop tard le parti d'opérer.

« Schacherus paraît d'abord pleinement convaincu que l'ouverture du ventre serait assurément le moyen le plus salutaire
pour remédier à l'intussusception, qu'en pareille extrémité, il
vaudrait mieux inciser les muscles épigastriques et le péritoine,
pour aller rechercher avec les doigts l'intestin engagé, que de
laisser périr le malade faute de secours. « Pour moi, dit-il, je
« ne puis blâmer cette ressource, quoique extrême, pourvu

« qu'on soit assuré de l'existence de l'intussusception ; mais,
« répond-il aussitôt, avec le peu de certitude de signes de cette
« maladie, qui est-ce qui osera entreprendre une opération
« aussi hardie, à laquelle le malade ne se déterminerait sans
« doute qu'avec bien de la peine ? Quel déshonneur et quels
« regrets n'éprouverait pas un chirurgien qui, après avoir ou-
« vert le ventre d'un malade, n'y trouverait pas la maladie qu'il
« cherche. »

Telle est l'histoire de la gastrotomie jusqu'au commencement
de ce siècle ; nous allons voir ce qu'elle est devenue depuis.

En l'an VIII, Sagès proposait la gastrotomie dans tous les
cas d'étranglement interne.

En 1816, dans le *Dictionnaire des sciences médicales*, tome XVII,
à l'article *Gastrotomie*, MM. Breschet et Finot disaient : « On a
aussi conseillé la gastrotomie ou l'ouverture des téguments de
l'abdomen comme un moyen auquel on pourrait avoir recours
dans les cas de passion iliaque occasionnés par un volvulus ou
intussusception de l'intestin. Quelques auteurs prescrivent alors
d'inciser les parois de l'abdomen, de chercher la portion de
l'intestin affectée, de retirer celle qui se trouve engagée dans la
partie supérieure ou inférieure de ce même canal et de réunir
les bords de la plaie, après avoir replacé les intestins dans la
cavité du bas-ventre. Cette opération paraît aussi extraordi-
naire que périlleuse au plus grand nombre des maîtres de l'art.
Quel danger, s'écrient-ils, n'y aurait-il pas en parcourant et en
développant toutes les circonvolutions de l'intestin, pour découvrir le siége de la maladie, chez un sujet vivant, d'autant
plus qu'il serait très-difficile de décider, en pareil cas, s'il y a un
volvulus ou non, et, en supposant son existence, de déterminer
son siége. D'ailleurs, de toutes les causes qui peuvent produire
les inflammations des intestins, le volvulus est sûrement la
moins fréquente, et, par conséquent, l'opération de la gastrotomie, qui ne peut s'appliquer qu'à ce seul cas, ne peut jamais être

indiquée et, dans la plupart des cas, ne peut avoir que les suites les plus funestes. Mais ces objections nous paraissent plus spécieuses que solides, et nous sommes arrivés à une époque où la science chirurgicale, éclairée par le flambeau de l'anatomie et les progrès des sciences humaines, ne doit plus se laisser arrêter par les préjugés timides qui si longtemps arrêtèrent son essor. Confiée à des mains habiles, cette opération n'offre pas plus de dangers que toutes celles qu'on entreprend journellement sur les diverses parties du corps et présente autant qu'elles toutes des chances favorables au succès... On devrait donc, si l'occasion s'en présente, ne pas hésiter à pratiquer la gastrotomie, comme le seul moyen de salut que l'art puisse offrir dans certaines circonstances. »

En 1819, Maunoury, dans sa thèse inaugurale (1), à propos d'un cas de gastrotomie fait sans succès par Dupuytren, dans le service de Récamier, à l'Hôtel-Dieu, après avoir rapporté l'observation (2), ajoute : « Ne peut-on pas penser que, si l'opération eût été faite plus tôt, on eût ravi une victime à la mort ? En effet, l'opération se fût trouvée alors dans d'heureuses circonstances pour exécuter avec succès son projet hardi ; il existait un étranglement, cet étranglement était de nature à pouvoir être levé, et le lieu qu'il occupait était celui où l'on soupçonnait le siége du mal... » Puis, parlant des auteurs qui ont proposé ou accepté la gastrotomie : « Ces faits doivent nous faire présumer que, si elle avait été pratiquée toutes les fois qu'elle a été indiquée, elle compterait en sa faveur un assez grand nombre de succès pour être placée au nombre des opérations hardies que l'expérience autorise... » A la fin de sa thèse, dans les propositions, on trouve, prop. XVIII : « L'opération de la gastrotomie est quelquefois indiquée ; on doit la pratiquer avant que l'inflam-

(1) Thèses de 1819, n° 13.
(2) Observat. 3.

mation ne soit considérable ; l'incision doit être faite autant que possible sur l'endroit où on soupçonne le siége de l'étranglement. »

En 1825, Fuchsius (1) fit une opération de gastrotomie couronnée de succès, pour un cas d'invagination (2). Il conclut de cette importante opération qu'elle est moins fatale et moins redoutable que les autorités médicales ne le croient, et il pense qu'elle offrirait de grandes chances de succès et de salut pour beaucoup de malades.

En 1826, dans sa thèse, M. Masson, parlant du premier mémoire où Hévin se montre défavorable à la gastrotomie, dit que la doctrine du membre de l'Académie est aussi celle de M. Boyer et que, si M. Dupuytren n'y adhère pas entièrement, du moins il professe aujourd'hui qu'il faut renoncer à la gastrotomie pour les étranglements internes (lui-même, M. Masson, partage cette opinion). Sabatier, dans sa *Médecine opératoire*, dit aussi que l'incertitude des signes propres à faire reconnaître l'étranglement interne, ses espèces et surtout son siége précis ont fait renoncer M. Dupuytren à cette opération. Boyer, dans son *Traité de médecine opératoire*, donne les règles de l'opération, mais condamne absolument l'opération de Barbette et l'établissement d'un anus artificiel dans les cas d'étranglements internes.

En 1830, M. Bonnet, dans sa thèse, s'exprime ainsi : « En présence de moyens aussi incertains (vomitifs, etc...), le médecin restera-t-il spectateur inactif dans un cas aussi pressant ? Je crois qu'il est des cas où l'on doit tenter la gastrotomie. Dans les temps où l'art de guérir était moins éclairé par l'anatomie qu'il ne l'est aujourd'hui, dans les temps où la chirurgie était dans l'enfance, où le chirurgien opérait dans l'obscurité, sans

(1) Fuchsius, Journal der pratischen heilkunde, février 1825, et Archives de médecine, 1re série, t. IX, p. 116.
(2) Obs. 4.

guide et sans modèle, la gastrotomie fût proposée et pratiquée avec succès. Aujourd'hui, plus éclairée, la chirurgie laissera-t-elle proscrire une opération, salutaire dans quelques cas, et condamne-rait-elle un malheureux. Qu'on se rappelle qu'alors la nature est sans moyen, le médecin sans ressources, la mort certaine. Une incision faite par une main habile serait-elle plus dangereuse que ces larges plaies pénétrantes faites au hasard par une force aveugle et qui guérissent. »

En 1830 également, nous trouvons, au contraire, dans la thèse de Testu que, quoique la gastrotomie ait été pratiquée dans les cas désespérés, par des chirurgiens du plus grand mé-rite, on est généralement d'accord sur ce point, qu'il ne faut pas y avoir recours et que, dans un cas semblable, il vaut mieux, avec M. Andral, modifier un peu le précepte de Celse : « Melius « anceps remedium quam nullum, » dont on a, dit-il, abusé pour la circonstance, et dire : « Melius nullum remedium quam « anceps, » surtout quand *anceps* est synonyme de *lethale.*

En 1833, dans sa thèse, Renaud, parlant d'une forme parti-culière d'invagination, dit : « Ce serait ici le cas de discuter les chances que présente la gastrotomie ; je me bornerai à dire que cette opération n'est pas plus grave que l'hystérotomie. »

En 1835, Durand, dans une thèse qui a pour titre : *De l'étran-glement intestinal interne ; la gastrotomie ne peut-elle pas être employée pour sa guérison?* cite l'opinion de M. Murat (*Dict.* en 21 volumes, 1re édit.), qui met la gastrotomie au nombre des opérations praticables dans le volvulus. « D'ailleurs, dit M. Mu-rat, l'opération césarienne, la lithotomie par le haut appareil, l'entérotomie ne sont-elles pas des espèces de gastrotomies, et ces opérations n'ont-elle pas arraché un assez grand nombre de personnes à une mort certaine ? Les plaies pénétrantes de l'ab-domen sont-elles toujours mortelles ? Ne sait-on pas, au con-traire, que, dans un grand nombre de cas, ces plaies qui met-tent le péritoine en contact avec l'air, qui souvent sont compliquées de lésions des intestins et des organes contenus dans l'abdomen ont été complétement guéries ? » Et M. Durand conclut en ces termes : « Je n'ai pas prétendu par ces réflexions prouver qu'il faille témérairement adopter la gastrotomie dans tous les cas qui peuvent se présenter d'étranglements intestinaux dans la cavité abdominale, j'ai voulu seulement montrer que, depuis que Hévin a écrit dans les *Mémoires de l'Académie de chirurgie*, la science a fait de grands progrès qui justifient la hardiesse de cette opération... C'est surtout l'extrême facilité d'opérer le dénouement ou le débridement des intestins, comme j'ai eu plusieurs fois l'occasion de le remarquer sur le cadavre, qui m'a suggéré l'idée d'écrire quelques pages sur un sujet digne d'exercer une plume plus savante. »

Ducros, publiant une observation (1) de gastrotomie recueillie dans le service de M. Briquet, conclut en disant (2) : « Je pense donc que la gastrotomie était indiquée et que la mort de la malade ne saurait être un argument suffisant pour faire rejeter, dans des circonstances identiques, une opération qui a des chances de succès. »

En 1840, Largeau, dans sa thèse, cite l'article de M. Raige-Delorme (*Dictionnaire* en 21 volumes), qui conclut contre la gastrotomie ; lui-même, concluant aussi contre cette opération, termine ainsi : « Tels sont les faits et l'opinion touchant la gastrotomie que j'ai cru devoir rassembler ici. Nous avons vu les plus grands praticiens se prononcer contre elle formellement. Cette opération est en effet si grave par elle-même, offre des indications si précises, des chances de succès si peu certaines, que cette manière de voir paraît fondée en raison. Cependant doit-on pour cela la proscrire à tout jamais du domaine de la chirurgie, et, dans les cas tout à fait désespérés, ne serait-il pas

(1) Obs. 7.

(2) Archives générales de médecine, 1833, 3ᵉ série, t. II, p. 455.

permis de mettre en pratique cet axiome : « Melius anceps re-
« medium, quam nullum. » On voit qu'il ne pense pas, comme
Testu, que l'axiome ait besoin d'être modifié pour la circonstance.

Dans le *Compendium* de médecine, à l'article *Intestin*,
nous trouvons citée l'opinion de M. Velpeau sur la gastrotomie :
« S'il arrivait, dit-il, qu'on eût une certitude presque complète
de l'existence soit d'une invagination récente, soit d'un étranglement, et que le lieu de la maladie fût bien déterminé, il
faudrait, je crois, se hasarder à pratiquer la gastrotomie, » et
les auteurs du *Compendium* acceptent cette opinion. « Cette
opinion, disent-ils, est bien loin de celle d'Hévin, qui veut « que
« la gastrotomie, ce procédé fatal à l'humanité, » ne soit plus
citée sous le nom d'opération, lequel offre naturellement une
idée de secours et de bienfaisance, » mais elle n'en paraîtra que
plus raisonnable, si l'on se rappelle que la gastrotomie a réussi
entre les mains de Nück et de Fuchs, dans deux cas d'invagination ; « Fiedler, Fuchs, Textor, Bellini, ajoutent-ils, se sont
prononcés en faveur de la gastrotomie. Le Dr Pfeiffer a con-
sacré toute sa thèse à établir : 1° que l'étranglement interne est
nécessairement mortel si on se refuse à pratiquer la gastrotomie ; 2° que la gastrotomie doit être faite dans tous les cas
d'étranglement interne, mais seulement dans cette espèce d'obli-
tération intestinale ; 3° que l'opération n'est ni difficile ni
grave. »

En 1847, en Angleterre, le Dr Crisp (1) faisait paraître une
étude sur la gastrotomie dans les cas d'obstructions intestinales,
et après avoir passé en revue les différentes objections faites à
cette opération, concluait en disant que l'opération de la gastrotomie pratiquée de bonne heure, et en faisant une distinction
convenable entre les cas, était susceptible d'avoir souvent un
résultat favorable.

(1) De la gastrotomie dans les cas d'obstruction intestinale, *The
Lancet*, mai 1847. — *Arch. gén. de médecine*, 1848, 4° série, t. XVI, p 101.

En 1848, un autre médecin anglais, le Dr Benjamin Phillips (1), chirurgien de Westminster hospital, dans un important mémoire sur le traitement de l'étranglement interne, concluait en disant «.... 8° Que le traitement par une opération chirurgicale (il parle de la gastrotomie) est justifié quand trois ou quatre jours se sont passés sans aucun soulagement obtenu par les moyens ordinaires (pourvu que la constipation soit complète et les vomissements de matières fécales continus), parce que cette opération fournit une plus grande chance de conservation de la vie que les moyens ordinaires. — 9° Que si le chirurgien a des indications satisfaisantes sur le siége de l'obstruction, c'est à ce point ou près de ce point que doit être faite l'incision ; mais que s'il y a doute, il est préférable de faire l'incision sur la ligne médiane. — 10° Que si on trouve impraticable d'enlever la cause de l'obstruction, ou imprudent de faire quelque recherche pour la trouver, la guérison peut être obtenue en formant un anus artificiel aussi près du siége de l'obstruction que la prudence le permet, etc. »

On lit dans le *Bulletin de l'Académie de médecine* du 8 avril 1852 : « A propos d'une observation d'étranglement de l'intestin grêle par un diverticule de l'iléon constaté à l'autopsie, M. Bouvier posa la question à l'Académie de médecine de savoir si dans le cas actuel il aurait dû, incisant l'abdomen, aller à la recherche de l'obstacle et le détruire. Tout en pensant qu'il y a des circonstances dans lesquelles on doit opérer, M. Bouvier déclara que la question ne lui semblait pas suffisamment éclaircie. Malgré cet appel fait directement à ses confrères par M. Bouvier, la question de l'opportunité de la gastrotomie n'a pas été un instant abordée. »

La question fut aussi portée à la Société de chirurgie, et M. Gosselin, chargé de faire un rapport sur le mémoire, posa la

______

(1) Phillips, medico-chirurg. trans., t. XXXI, p. 1.

question de l'opération. MM. Denonvilliers, Nélaton, Maisonneuve s'en trouvèrent partisans contradictoirement avec Michon, Lenoir, Morel-Lavallée. « C'est ainsi, dit M. Savopoulo, qui rapporte ces faits dans sa thèse, que les opinions étaient alors divisées ; les uns donnant encore la préférence à l'ancienne méthode gastrotomie, quelques autres se déclarant pour l'entérotomie, la plupart encore défiants, en appelant à l'expérience pour se prononcer. »

En 1852, M. Vassor dans sa thèse, après avoir fait remarquer combien le mot de gastrotomie est impropre dans le sens qu'on lui donne, propose d'adopter et adopte à la suite des Allemands le mot de laparotomie pour le remplacer. Nous voyons dans sa thèse que le Dr Ulmer, de Stuttgard (1850), conseille la laparoentérotomie, mais seulement du septième au neuvième jour lorsque la série des moyens ordinaires, principalement le mercure coulant aurait échoué. Nous y trouvons encore cité un mémoire de Rilliet, de Genève, sur l'invagination chez les enfants, où l'auteur insiste sur le traitement médical, et s'il conseille l'opération dans les cas extrêmes, ne conseille que la laparotomie.

M. Vassor parle aussi d'un autre mémoire de M. Bitot, de Bordeaux, sur la gastrotomie, adressé en 1851 à la Société de chirurgie, où l'opération n'est conseillée que dans les cas d'étranglements par une bride ou une ouverture anormale. Il cite enfin, une thèse de Leipsick (1825), où M. Sekendorf son auteur, dit que l'entérotomie doit être préférée à la gastrotomie. Quant à M. Vassor, dans les conclusions de sa thèse nous lisons . . . . « 2° La laparotomie doit être proscrite en tant que moyen curatif de l'étranglement, » et il propose au contraire l'entérotomie pour tous les cas.

En 1853, dans la thèse de M. Rieux, on trouve qu'en Allemagne, le professeur Rokitansky rejette toutes espèces de médicaments et propose le bistouri comme le seul moyen de sauver le malade ; qu'en Angleterre, MM. Golding Bird et Hilton (1) partagent cette opinion et en ont donné la preuve ; qu'en France MM. Bouvier et Lenoir pensent qu'il est beaucoup de circonstances où l'on doit opérer, mais que la question ne leur semble pas éclaircie dans tous les cas. Lui-même conclut en disant : « De cet exposé il résulte pour nous que la gastrotomie est une opération qui dans l'état actuel de la science peut être acceptée en chirurgie. Si par elle on n'arrive pas au but désiré, à trouver le siége de l'étranglement, on pourra sans danger pour le malade avoir recours à l'opération secondaire dont nous allons parler maintenant.... » Et plus loin : « Pour terminer ce qui concerne le traitement chirurgical de l'affection dont je me suis occupé, je dirai que si j'avais à me prononcer dans un cas bien caractérisé d'étranglement interne, je n'hésiterais pas à adopter l'opération de la gastrotomie, sauf à terminer par l'opération d'entérotomie avec formation d'anus artificiel si l'obstale n'était pas découvert. »

M. Savopoulo, dans sa thèse de 1854, rejette la gastrotomie au profit exclusif de l'entérotomie préconisée par son maître M. Nélaton. « Nous avons vu, dit-il, que celle-ci (la gastrotomie) ne peut même pas soutenir la comparaison. En effet, elle est inapplicable à tous les cas et défectueuse sous plus d'un rapport. En effet, fouiller dans l'abdomen pour aller à la recherche d'un obstacle dont on ne connaît pas la nature..., n'est-ce pas une manœuvre téméraire que la science aurait dû proscrire formellement, si l'expérience ne l'avait condamnée... aussi la gastrotomie est-elle généralement abandonnée aujourd'hui... » Et dans ses conclusions : « Parmi les opérations proposées celle qu'on doit adopter comme moyen opératoire général de l'étranglement interne, et qui compte assez de succès pour être placée au rang des opérations que l'expérience au-

(1) Observ. 10, 11, 14.

torise, c'est l'entérotomie ou opération de l'anus artificiel d'après le procédé du professeur Nélaton. »

Et dans le 4° volume de la pathologie chirurgicale de M. Nélaton (1857), au traitement des obstructions intestinales, après avoir cité quelques cas de gastrotomie, l'auteur ajoute : « Les objections les plus sérieuses ont été adressées à cette opération. Il est en effet fort difficile de déterminer le point où siége l'étranglement et l'on ne peut arriver souvent à le lever qu'aux dépens de manœuvres qui prédisposent singulièrement à la péritonite. Nous pensons donc que dans les cas de cette nature, il vaut mieux recourir immédiatement à l'établissement d'un anus contre nature, à l'entérotomie.

En 1857, M. Besnier, dans sa thèse, dit que la gastrotomie telle que la comprenait Barbette, pratiquée seulement deux fois à Paris par Dupuytren et par Malgaigne, est une opération aujourd'hui complétement abandonnée en France. Tous les arguments qui ont été dirigés contre cette opération sont fondés, et cependant elle a été assez souvent suivie de succès pour justifier de nouvelles tentatives. Peut-être, ajoute-t-il, la gastrotomie est-elle, comme l'opération césarienne, une opération toujours mortelle dans la capitale, mais qu'il ne faut pas proscrire hors de ses limites.

M. Duchaussoy (1), dans un mémoire couronné par l'Académie de médecine, passe successivement en revue les différentes formes d'étranglements internes, discutant pour chacune d'elles, suivant les indications ou contre-indications, l'opération chirurgicale qui est préférable, gastrotomie ou entérotomie ; nous verrons en effet plus loin qu'il admet les deux opérations, et qu'il indique bien nettement celle qui doit être

(1) Anatomie pathologique des étranglements internes et conséquences dratiques qui en découlent, par le Dr Duchaussoy ; Mémoires de l'Académie, t. XXIV (1860).

préférée, suivant la cause de l'étranglement auquel on a affaire.

Dans une thèse en 1857, M. Boutet-Durivaux pense que la gastrotomie, opération hasardeuse et qu'on n'est jamais sûr de mener à bonne fin, est justement abandonnée de nos jours, quoique quelques chirurgiens anglais, malgré plusieurs insuccès, en soient encore partisans.

En 1858 M. Bayon dans sa thèse s'exprime ainsi : « Nous disons l'une ou l'autre opération (entérotomie ou gastrotomie), car malgré les arguments qu'on a produits contre la gastrotomie, nous croyons qu'on ne doit pas la bannir entièrement de la chirurgie. » Et il indique les cas où il croit utile de l'entreprendre.

En 1860, M. Mony, dans sa thèse ayant examiné la gastrotomie et ses inconvénients, se déclare hautement pour l'entérotomie pratiquée d'après le procédé de M. Nélaton.

En 1865, Trousseau (1) dans sa Clinique de l'Hôtel-Dieu, à propos des occlusions intestinales, dit en parlant de la gastrotomie : « ...Enfin lorsque pour tout dire le danger est imminent, une seule ressource se présente à l'esprit du médecin, ressource grave mais extrême, c'est la gastrotomie. Cette opération n'est devenue une opération régulière pour combattre l'affection qui nous occupe, que depuis quelques années.... c'est pourquoi je dois vous entretenir des procédés de gastrotomie institués comme traitement de l'occlusion intestinale.» Après avoir décrit de véritables opérations de gastrotomie, Trousseau arrive insensiblement à décrire des opérations d'entérotomie par le procédé de M. Nélaton sous le même nom de gastrotomie; et en réalité ce sont des opérations d'entérotomie qui ont été faites chez les deux malades qui sont le sujet de la clinique de Trousseau

(1) Trousseau, Clinique médicale de l'Hôtel-Dieu, t. III, p. 204 (2ᵉ édition, 1865).

Delaporte

3

Cependant la description qu'il fait des opérations de Barbette, de Nück et les lignes suivantes prouvent bien qu'il admettait la gastrotomie : « Pour mon collègue (M. Nélaton) la gastrotomie conduit nécessairement à l'entérotomie; pour nous au contraire nous pensons que l'entérotomie ne doit être faite que dans les cas où il y a une nécessité absolue d'ouvrir un anus artificiel, c'est-à-dire dans les cas où l'intestin est gangrené ou rétréci par les lésions du tissu. Mais lorsqu'il y a seulement volvulus, invagination de date récente, ou étranglement par brides cellulaires, par adhérences de l'appendice iléo-cæcal ou d'un diverticule de l'intestin, nous pensons que ces autres occlusicns étant reconnues et l'intestin n'étant pas gravement lésé, il suffit de détruire les différentes causes de l'étranglement interne. L'observation rapportée par Velse ne prouve-t-elle pas que dans les cas de volvulus ou d'invagination il suffit de la gastrotomie; cette opération est encore dans l'enfance et attend des matériaux nouveaux, nous ne doutons pas que l'avenir avec ses lumières ne vienne enregistrer des succès de plus en plus nombreux. »

En 1870, M. Larguier des Bancels, dans une thèse sur le diagnostic et le traitement chirurgical des étranglements internes, étudie les indications et contre-indications des deux opérations, entérotomie et gastrotomie, et conclut ainsi : « On voit, d'après ce qui précède, que ce sont deux opérations aussi différentes dans leurs conséquences que distinctes par leurs applications, c'est pourquoi nous ne cherchons pas à les mettre en parallèle et à faire de chacune d'elles une méthode générale applicable, à l'exclusion de l'autre, à tous les cas d'étranglements, quels qu'ils soient. Il est des variétés d'occlusions intestinales qui ne peuvent être guéries que par la destruction de la cause qui les a produites, et d'autres dans lesquelles l'évacuation artificielle des matières sera seule utile, soit en atténuant les effets de la lésion locale, soit dans certaines circonstances, en laissant à l'obstacle le temps de disparaître naturellement. Il serait d'ailleurs facile de prouver par les résultats obtenus jusqu'à présent dans la pratique des deux opérations que toutes les deux doivent être conservées... » Il donne ici une statistique des faits d'entérotomie, une autre des faits de gastrotomie qu'il connaît, et les compare). Il continue : « Quelle que soit la valeur qu'on donne à une statistique, il est impossibie de trouver dans les chiffres des raisons pour proscrire la gastrotomie de la pratique chirurgicale. Le choix entre la gastrotomie et l'entérotomie étant subordonné aux indications de la maladie, il n'est point indifférent d'employer l'une ou l'autre de ces deux méthodes. On ne peut toutefois prendre de détermination à cet égard qu'à la condition d'être éclairé sur la nature et le siége des accidents.

La même année, M. Charpentier, dans sa thèse (1870) sur l'intervention chirurgicale dans les étranglements internes, conclut absolument comme M. Larguier. Après avoir indiqué les cas où il faut faire la gastrotomie, et ceux au contraire ou l'entérotomie doit être pratiquée, il dit : « On voit donc que ces deux opérations ne sont pas des procédés rivaux, et que chacune d'elles a ses indications nettement formulées, et que l'intérêt de la question actuellement ne doit plus consister à savoir laquelle des deux opérations est préférable à l'autre, puisque toutes deux ont des indications et des contre-indications différentes, mais bien plutôt à étudier les indications particulières à chacune de ses opérations, c'est ce que nous nous sommes efforcés d'élucider quelque peu. »

Enfin, dans le n° de décembre 1871, des *Archives de médecine*, on trouve rapportée une observation de gastrotomie pratiquée par le Dr Annandale (1), suivie d'une discussion intéressante à la Société médico-chirurgicale d'Edimbourg, discus-

(1) Obs. 20.

sion à laquelle prirent part plusieurs chirurgiens distingués :
MM. Bennett, Chiene, J. Beck, Watson, Pollock, etc.

Le Dr Annandale fit suivre la lecture de son observation, des
réflexions suivantes : « Malgré la terminaison fâcheuse de la
maladie, néanmoins le résultat heureux, en tant qu'opération,
démontre la possibilité d'aller enlever la cause de l'obstruction,
en ouvrant la cavité abdominale. Des opérations faites dans ce
but ont déjà donné un assez grand nombre de succès, et je ne
doute pas que si l'opération avait été pratiquée plus tôt, si mon
malade eût été un meilleur sujet pour une intervention chirurgicale, les chances de guérison absolue n'eussent été très-
grandes ; il n'est pas douteux, en effet, que l'obstruction qu'il
présentait était on ne peut plus favorable à cette terminaison.

Puis, nous trouvons reproduites les opinions de Phillips
telles qu'il les émettait dans le mémoire dont nous avons donné
les conclusions. M. Pollock, ayant alors pris la parole, ter-
mina ainsi : « Les opinions de tous les auteurs que je viens de
citer et ma propre expérience sur l'opération, dans le cas présent, peuvent se résumer dans les conclusions suivantes :
1° Quand les symptômes d'une occlusion intestinale aiguë et
subite sont bien évidents, que les moyens thérapeutiques ordinaires n'ont amené aucune amélioration, l'opération de la gastrotomie est justifiée et indiquée. 2° L'opération devra être
faite si cela est possible, dans les vingt-huit ou trente-six
heures qui suivront l'apparition des premiers symptômes.
3° L'abdomen sera ouvert sur la ligne médiane, ou pendant et
après l'opération, toutes les précautions devront être prises
pour donner le moins de chances possible au développement
d'une péritonite. 4° La cavité abdominale ouverte, le meilleur
guide pour rechercher l'obstruction est de se fixer sur l'état de
dilatation et de resserrement de l'intestin. 5° Si l'intestin est
gangrené, ou bien si la cause de l'obstruction ne peut être en-

levée, le canal sera ouvert le plus près possible de l'obstacle où
on établira un anus contre nature. »

Pour terminer cet historique, il nous reste à parler du mémoire encore inédit que M. Boinet a bien voulu mettre à notre
disposition. L'auteur y étudie la gastrotomie en général et dans
ses différentes applications, lésions de l'estomac, rétrécissements de l'œsophage, lésions et étranglements des intestins,
grossesses extra-utérines, ruptures de l'utérus, opération césarienne, extirpation des kystes de l'ovaire et des tumeurs péri-
utérines. On peut juger par là de l'importance de ce mémoire,
et les citations que nous en ferons, dans le cours de cette étude,
montreront suffisamment combien M. Boinet est partisan de la
gastrotomie dans le traitement de l'étranglement interne.

Nous avons fini de passer en revue les opinions émises sur la
gastrotomie par les différents auteurs qui se sont occupés de
cette opération. Le nombre de ceux qui condamnent absolument l'opération est très-restreint ; nous en trouvons même
bien peu parmi les moins audacieux, qui ne conseillent d'y
avoir recours à la dernière extrémité, alors que toutes les
autres ressources de l'art ont été épuisées sans effet.

On le voit, l'opération de la gastrotomie, dont les chirurgiens de l'antiquité avaient eu l'idée, acceptée par beaucoup
de chirurgiens aux xvie et xviie siècles, et même pratiquée avec
succès, fut à peu près abandonnée à la suite du mémoire d'Hé-
vin et de la condamnation de l'Académie royale de chirurgie.
Malgré ses défenseurs, un essai malheureux de Dupuytren la fit
de nouveau rejeter par la plupart des chirurgiens au commencement de ce siècle, et nous voyons encore, en 1852, l'Académie de médecine ne pas même vouloir laisser discuter l'opportunité d'une pareille opération.

Cependant vers cette époque des chirurgiens anglais, frappés
des heureux résultats que donnait l'ovariotomie dans leur pays,

essayaient par leurs mémoires ou par les opérations qu'ils entreprenaient, de faire rentrer la gastrotomie dans la pratique. MM. Crisp, Phillips, Hilton, étaient de ce nombre.

Un peu plus tard, en 1856, M. Duchaussoy, en France, dans un mémoire couronné par l'Académie de médecine, indiquait les cas d'étranglements internes auxquels la gastrotomie devait être appliquée, et Trousseau, en 1865, insistait sur les services que cette opération peut rendre, et sur la nécessité d'y avoir recours dans la pratique.

Aujourd'hui, les derniers auteurs qui se sont occupés du traitement de l'étranglement interne, se prononcent de la façon la plus nette pour l'opération de la gastrotomie, dans les cas biens déterminés auxquels elle est applicable. Parmi ces auteurs nous citerons en France MM. Duchaussoy, Larguier, Charpentier, Boinet; en Angleterre, MM. Phillips, Pollock, Hilton, Bryant, Annandale; en Amérique, MM. Manlove et Wilson; et en Italie MM. Borelli et Reali.

STATISTIQUE DES OPÉRATIONS DE GASTROTOMIE FAITES JUSQU'A CE JOUR.

Nous avons vu les différentes phases par lesquelles est passée la gastrotomie. Nous allons essayer maintenant de réunir dans un tableau statistique toutes les opérations de véritables gastrotomies que nous avons pu recueillir. Nous n'avons pris, pour établir ce tableau, que les cas parfaitement authentiques, et pour qu'il n'y ait pas de contestation possible, nous donnons plus loin l'observation ou la partie de l'observation ayant trait à l'opération, dans chacun de ces cas

Nous n'avons pas voulu faire entrer dans ce tableau, des opérations qui, citées par les uns comme des cas de gastrotomies, sont considérées par les autres comme des cas d'entérotomies (par exemple les opérations de Renaud, de Joinville (1772), de Pillore de Rouen (1776), de Duret de Brest); nous n'y avons pas non plus compris des opérations citées comme gastrotomies véritables dans les mémoires de Phillips et Crisp, mais dont ces auteurs ne donnent aucune description, et dont nous n'avons pu nous procurer les observations (ainsi les cas de Robert Druitt, Gay, Pring (1819), Markland (1825)). Le cas de Malgaigne, cité dans la thèse de M. Sawopoulo (1854), sans l'observation, puisque le professeur, est-il dit, en avait seulement fait mention dans son cours pour constater un insuccès; le cas de M. Chassaignac (1855), qui employa seulement une modification du procédé de M. Nélaton, et ne fit pas une véritable gastrotomie. Un cas cité comme une gastrotomie faite par le professeur Gosselin (1856), qui ne fut qu'une entérotomie, comme il nous l'a affirmé lui-même; de même un cas de M. Maisonneuve (1858), qui ne fut aussi qu'une entérotomie; enfin un cas de gastrotomie qui aurait été pratiquée à Lariboisière et qui serait indiqué, sans nom de chirurgien, dans la statistique des hôpitaux de Paris, ne nous ont pas paru devoir entrer dans notre tableau, à cause des justes critiques qu'on eût pu leur adresser.

TABLEAU DE TOUTES LES

faites jusqu'à ce jour

Nos d'ordre.	Date de l'opération	NOMS DES OPÉRATEURS.	INDICATIONS BIBLIOGRAPHIQUES.	Age de l'opéré.
1	1679	?	Rapportée par Bonet.	matrona
2	1742	?	Conseillée par Nuck, rapportée par Velse.	50
3	?	?	Rapportée par Blancard.	28
4	1817	Dupuytren (serv. de Récamier).	Rapportée par Maunoury.	57
5	1825	Fuchsius.	Journ. der pratischen heilkunde.	18
6	1833	Reybard (de Lyon).	Bulletin de l'Académie de médecine.	28
7	1838	Monod (service de Briquet).	Rapportée par Ducros.	25
8	?	Manlove.	Rapportée par Phillips.	17
9	?	Wilson.	Rapportée par Phillips et Crisp.	?
10	1847	Hilton.	Rapportée par Golding Bird.	22
11	1847	Hilton.	London medico-chirurg. transact.	36
12	1848	Reali (d'Orvieto).	Bulletino delle scienze mediche.	?
13	1851	Luke.	Rapportée par Phillips.	44
14	1853	Hilton (appelé par Ridge).	Association medical journal.	jeune.
15	1854	Borelli.	Gazetta medica italiana.	40
16	1859	Depaul (service de Grisolle).	Rapportée par Mony.	?
17	1860	Lorquet (de Vassigny).	Gazette des hôpitaux.	53
18	1867	Bryant.	Société royale de méd. et ch. de Londres	51
19	1867	Parise.	Rapportée par Patoir.	30
20	1870	Annandale.	Edinburgh medical journal.	55

OPÉRATIONS DE GASTROTOMIES

dans des cas d'étranglements internes.

sexe de l'opéré.	NATURE DE L'ÉTRANGLEMENT	Temps écoulé depuis la confirmation de l'étranglement.	OPÉRATION.	RÉSULTAT DES OPÉRATIONS.	
				succès.	insuccès.
F	Volvulus.	?	gastrotomie.	guérison.	
F	Torsion de l'intestin.	?	gastrotomie.	guérison.	
F	Hernie étranglée.	?	gastrotomie.	guérison.	
H	Étrangl. par bride épiploïque.	6 jours.	gastrotomie.		Mort.
H	Invagination intestinale.	6 jours.	gastro-entérotomie	guérison.	
H	Tumeur carcin. de l'S du côlon.	?	gastro-entérotomie	guérison.	
F	Tumeur squirrheuse au-dessous du cæcum.	10 jours.	gastro-entérotomie		Mort.
H	On ne rechercha pas l'obstruct.	12 jours.	gastro-entérotomie	guérison.	
H nègre.	Invagination de l'iléon.	?	gastrotomie.	guérison.	
H	Constriction par une anse intest.	?	gastrotomie.		Mort.
F	Hernie obturatrice étranglée.	11 jours.	gastrotomie.		Mort.
H	Corps étranger oblitérant le rectum.	9 jours.	gastro-entérotomie	guérison.	
H	Constriction par une bande.	9 jours.	gastrotomie.		Mort.
H	Etranglement à travers une ouverture du mésentère.	?	gastrotomie.	guérison.	
H	Etranglement dans un anneau très-dur.	8 jours.	gastrotomie.	guérison·	
H	Etranglement par un cordon fibreux.	7 jours.	gastro-entérotomie		Mort.
H	Etranglement par un ancien sac herniaire.	2 jours.	gastrotomie.	guérison.	
H	Etranglement par une bride.	plus. j.	gastrotomie.	guérison.	
H	Id.	8 jours.	gastrotomie.		Mort.
H	Id.	3 jours.	gastrotomie.		Mort.

On voit en parcourant ce tableau que les résultats donnés par la gastrotomie, sont plus heureux qu'on n'aurait pu le prévoir. Sur vingt cas dans lesquels cette opération a été pratiquée, on compte 12 guérisons et 8 insuccès. Si maintenant nous voulons examiner séparément les cas de gastrotomie et les cas de gastro-entérotomie, nous trouvons que sur quatorze opérations de gastrotomie il y a eu 8 guérisons et 6 insuccès, et que sur 6 opérations de gastro-entérotomies il y a eu 4 guérisons et 2 insuccès.

La proportion des succès obtenus est donc pour 100 opérations :

Les deux opérations réunies, 60 succès. Gastrotomies seules, 57 succès. Gastro-entérotomies seules, 66 succès.

20 opérations de gastrotomies et gastro-entérotomies.

12 guérisons.	8 morts.
Bonnet.	Dupuytren.
Nuck.	Monod.
Blancard.	Hilton (2).
Fuchsius.	Luke.
Reybard.	Depaul.
Manlove.	Parise.
Wilson.	Annandale.
Réali.	
Hilton.	
Borelli.	
Lorquet.	
Bryant.	

14 opérations de gastrotomie.

8 guérisons.	6 morts.
Bonet.	Dupuytren.
Nuck.	Hilton (2).
Blancard.	Luke.
Wilson.	Parise.
Hilton.	Annandale.
Borelli.	
Lorquet.	
Bryant.	

6 opérat. de gastro-entérotomie.

4 guérisons.	2 morts.
Fuchsius.	Depaul.
Reybard.	Monod.
Manlove.	
Réali.	

Sans vouloir tirer trop de conséquences d'une statistique qui porte sur un aussi petit nombre de faits que ceux que nous avons pu recueillir, il devient cependant évident, quand on a parcouru les tableaux que nous donnons plus haut, que la gastrotomie, loin d'être toujours mortelle, comme on le disait, a donné des succès assez nombreux pour que la pratique en soit autorisée.

Il nous a paru intéressant de mettre en regard de notre statistique, un tableau rappelant dans quelles proportions les autres grandes opérations présentent des succès, pour qu'on pût faire la comparaison. Voici ce tableau :

OPÉRATIONS.	AUTEURS des statistiques.	Total.	Guérison.	Mort.	Proportion de guérison pour 100 cas
Ligature des grandes artères.	Imman et Phillips.	370	247	123	66,75
Amp. des membres, doigts, orteils.	Malgaigne.	852	520	332	61
Ligature de la sous-clavière.	Immann.	40	22	18	55
Herniotomie.	Cooper et Immann.	622	326	296	52,41
Désarticulation du coude.	Legouest.	»	»	»	52
— de l'épaule.	Legouest.	»	»	»	40,50
Amputation de la cuisse.	Malgaigne.	200	78	122	39
Désarticulation coxo-fémorale.	Cox.	24	6	18	25
— —	Legouest.	»	»	»	12
— du genou.	Legouest.	»	»	»	15
Lithotritie (6 malades ont gardé la pierre).	Velpeau. Civiale. Hôp. Paris (1836-42)	102	71	25	69
Taille.	Hôp. Paris (1836-42)	75	47	28	62,6
Ovariotomie.	Boinet.	493	334	159	69
Entérotomie.	Charpentier.	59	29	31	47
—	Larguier des Bancels.	50	29	21	58
Gastrotomie et gastro-entérotomie	Delaporte.	20	12	8	60
Gastrotomie.	—	14	8	6	57
Gastro-entérotomie.	—	6	4	2	66

Nous voyons dans ce tableau la gastrotomie figurer à un rang fort honorable, très-près de l'ovariotomie qui est l'une des grandes opérations qui ont donné comparativement le plus de succès.

Si maintenant nous voulons interroger la chirurgie militaire, nous verrons que les mêmes opérations pratiquées dans des circonstances exceptionnellement défavorables, il est vrai, donnent des résultats encore bien moins satisfaisants que la gastrotomie. Et cependant les chirurgiens n'hésitent pas à entreprendre ces opérations qui leur offrent un espoir de conserver la vie à un blessé. Voici le tableau statistique des opérations pratiquées à l'ambulance française de Crimée, rapporté par le Dr Chenu :

OPÉRATIONS.	Total.	Guérison.	Mort.	Proportion de guérison sur 100 cas.
Amputation de cuisse	1666	135	1531	8
Amputation de jambe	1255	352	903	29
Amputation de bras	1175	519	654	44
Amputation d'avant-bras	337	183	154	54
Désarticulation coxo-fémorale	20	»	20	0
Désarticulation du genou	60	6	63	8
Désarticulation du pied	156	39	117	25
Désarticulation de l'épaule	222	85	137	38

Nous croyons que l'examen de ces différents tableaux fera revenir un peu de leur prévention contre la gastrotomie, les chirurgiens qui avaient vu répéter partout que cette opération avait toujours ou presque toujours été mortelle. Nous espérons que la comparaison montrera à ceux qui rejettent la gastrotomie, jusque dans les cas où le malade condamné à une mort

certaine peut en attendre la guérison, que cette opération, faite
la plupart du temps jusqu'ici dans les conditions les plus mauvaises et à la dernière extrémité, a donné cependant des résultats beaucoup plus heureux que tant d'autres opérations qu'on
entreprend journellement sans plus de chances de succès.

CRITIQUE DES OBJECTIONS FAITES A LA GASTROTOMIE.

Nous croyons avoir suffisamment démontré par des faits la
possibilité du succès quand on entreprend l'opération de la
gastrotomie; nous allons maintenant passer en revue les objections qui ont été faites à cette opération, examiner ce qu'elles
ont de fondé et tâcher de nous rendre compte de leur valeur.
M. Crisp qui, dans son mémoire, a critiqué et discuté ces objections, dit qu'on peut les réduire à six principales :

1° L'insuccès qui jusqu'ici a presque toujours accompagné
la gastrotomie :

Nous croyons avoir répondu à cette objection dans le paragraphe précédent, et nous nous résumerons ici en disant :
1° L'opération de la gastrotomie n'est pas plus dangereuse que
la plupart des grandes opérations. 2° La gastrotomie, dans les
cas d'étranglements internes qui nous occupent spécialement
ici, a donné proportionnellement autant de succès que l'entérotomie, même plus, sans parler des avantages obtenus par une
guérison radicale, sans établissement d'anus artificiel. Et nous
le répétons encore, la gastrotomie n'a presque toujours été employée jusqu'ici que dans des cas désespérés.

2° La deuxième objection qu'on a faite à la gastrotomie, c'est
le danger de la péritonite et des grands désordres que nécessite
la gastrotomie, soit par l'étendue de l'incision, soit par le développement à l'extérieur de l'abdomen, d'une partie souvent
considérable de la masse intestinale.

Relativement à l'inflammation du péritoine, des faits nombreux prouvent aujourd'hui qu'on peut ouvrir largement la cavité abdominale sans que les opérés succombent nécessairement. Sans parler des guérisons observées dans de larges plaies du ventre survenues accidentellement (et nous ne citerons ici que l'observation du Dr Closmadeuc) (1), les succès obtenus dans la taille hypogastrique, où l'on fait une ouverture de 8 à 12 centimètres, dans l'opération césarienne et l'ovariotomie où la plaie a jusqu'à 18 centimètres, démontrent que ce n'est ni à l'incision des muscles et du péritoine, ni au contact de celui-ci avec l'air, qu'il faut attribuer le danger.

N'ayant pu, comme nous l'eussions désiré, faire une étude spéciale de ce point particulier, nous ne croyons pouvoir mieux faire que de reproduire le passage du mémoire de M. Boinet où il s'occupe du contact de l'air sur le péritoine : « On a cru, pendant longtemps, dit-il, et beaucoup de médecins partagent encore cette opinion, que le contact de l'air sur le péritoine, que toutes les lésions traumatiques de cette membrane, les plaies, les incisions, les piqûres, étaient des circonstances tellement redoutables qu'on devait s'abstenir de toute opération sur cette séreuse à moins d'y être absolument forcé. Les nombreuses gastrotomies pratiquées avec succès depuis plusieurs années, pour extirper des kystes de l'ovaire, sont venues donner le démenti le plus formel à cette manière de voir, et démontrer que la cause de l'inflammation du péritoine était ailleurs que dans l'incision du péritoine et son exposition au contact de l'air. D'après les faits que nous avons observés, les accidents ne sont nullement dus à la lésion du péritoine, mais aux épanchements qui peuvent être la suite de ces lésions quelles soient volontaires ou accidentelles. En effet, un épanchement dans la cavité péritonéale quelque minime qu'il soit, à la suite d'une plaie du péritoine, subit presque toujours une altération pu-

____

(1) Obs. 21.

tride, une décomposition qui amène les accidents de la péritonite ou de l'infection purulente. Il est bien démontré aujourd'hui
que si, à la suite d'une blessure du péritoine, il n'y a aucun
épanchement ayant eu lieu, ou si l'on a pu le faire disparaître
complétement sur-le-champ, il n'en résultera rien de fâcheux.
L'air et les liquides, enfermés dans la cavité péritonéale et même
dans toutes les plaies, n'y deviennent dangereux que lorsqu'ils
y restent enfermés et qu'ils y séjournent. Ainsi, dans les ovariotomies le moindre caillot sanguin, la moindre quantité de
liquide d'un kyste laissé ou oublié dans le ventre, donnent
presque toujours naissance à une péritonite mortelle. C'est donc
avec raison que dans toute gastrotomie nous recommandons de
faire avec un soin minutieux ce que nous appelons *la toilette
du péritoine,* afin de se mettre en garde contre le moindre suin-
tement de sang avant de clore l'ouverture faite à l'abdomen.

« Ce qui prouve bien que ce n'est pas la lésion proprement
dite du péritoine qui est la cause des accidents péritonéaux à
la suite des opérations pratiquées sur cette séreuse, c'est que
ces accidents ont lieu constamment lorsque des épanchements
se produisent après la fermeture du ventre, d'où cette conséquence pratique qu'on doit toujours dans les plaies abdominales
où le péritoine est intéressé, s'empresser de les élargir, ou
même de pratiquer largement la gastrotomie, si l'on a soupçonné
le moindre épanchement ou la perforation d'un intestin, dans
le but d'arrêter cet épanchement s'il continue, de le tarir et de
le faire disparaître complétement s'il a lieu, en même temps
que laver s'il en est besoin la cavité abdominale.

« Ceux qui ne veulent pas admettre que le péritoine puisse
supporter sans accident des lésions traumatiques, prétendent
que cette membrane ne s'enflamme pas après l'opération de
l'ovariotomie, parce que probablement elle est dans des conditions physiologiques nouvelles qui lui permettent de supporter
sans accident des opérations qu'elle ne pourrait pas supporter

dans son état normal. Quelles sont ces conditions nouvelles? personne ne les connaît. Une distension plus considérable, une habitude d'être depuis un certain temps en contact avec une tumeur, voilà les raisons que l'on invoque pour expliquer la tolérance du péritoine dans l'opération de l'ovariotomie. Si la présence d'un kyste de l'ovaire, son long contact avec le péritoine, son développement lent et insensible étaient la cause de cette nouvelle propriété du péritoine de ne pas s'enflammer à la suite des opérations d'ovariotomie, on devrait avoir plus d'accidents lorsqu'on opère des kystes récents et de petit volume? or, c'est le contraire qui arrive. D'abord, avant d'admettre cette opinion, qui ne repose sur aucune hypothèse, il faudrait démontrer que le péritoine des malades affectés de tumeurs ovariques ou de toute autre tumeur, n'est plus dans les mêmes conditions anatomiques et physiologiques que le péritoine de ceux qui n'ont pas de tumeur dans le ventre. Personne que je sache n'a encore fait cette démonstration, et s'il en était ainsi, ne pourrait-on pas se demander pourquoi, dans l'opération césarienne, la gastrotomie faite sur un péritoine qui se trouve dans les mêmes conditions physiologiques ou pathologiques qu'un péritoine en contact avec un kyste de l'ovaire, ne réussit pas à Paris, tandis qu'elle réussit assez bien en province? Est-ce que la distension subie par le péritoine dans ces cas; est-ce que les modifications qu'il a pu éprouver pendant le développement de la tumeur utérine ne sont plus les mêmes à Paris qu'en province aussi bien pour le kyste de l'ovaire que pour la grossesse? Il est donc de toute évidence qu'il faut chercher ailleurs la cause des accidents graves qui se manifestent. »

3° La troisième objection faite à la gastrotomie est la possibilité de la guérison par les efforts de la nature.

Sans doute, si la guérison était relativement fréquente par ce procédé, ce serait là une des objections les plus fondées que l'on pût faire à la gastrotomie. Mais quels sont donc les cas dans lesquels cette guérison s'est produite? C'est surtout aux cas d'invagination intestinale qu'on a voulu faire allusion, la gangrène et l'élimination naturelle de la partie invaginée pouvant permettre le rétablissement du cours des matières dans l'intestin. Nous savons bien que l'invagination est une des formes les plus fréquentes de l'étranglement interne, mais il ne faut pas oublier que dans les cas où la guérison a été obtenue par ce procédé, on a très-souvent vu les malades être sujets à des accidents nouveaux, et que souvent même il a fallu les opérer plus tard, un rétrécissement cicatriciel ayant succédé à l'étranglement par invagination. Quant aux autres causes d'occlusion, si l'on est toujours en droit d'espérer la guérison naturelle, la raison et l'examen sérieux des moyens par lesquels elle pourrait se produire ne permettent guère de le faire. Il est, en effet, possible qu'un enroulement se déroule, mais doit-on pour attendre une sorte de miracle refuser à un malade les chances qu'il aurait de guérir par des moyens plus naturels? Nous savons bien qu'il est encore possible qu'une tumeur, un polype compris dans la cavité intestinale, se sphacèlent, se séparent et permettent de nouveau le passage des matières. Mais combien peu sont fréquentes ces chances de guérison, et combien de fois ne laisserait-on pas mourir le malade sous prétexte de ne pas l'exposer à la mort en l'opérant. Quant aux étranglements par brides, torsions, ou par des ouvertures normales ou accidentelles, qnelles chances peut-on avoir de les voir guérir naturellement? Donc, cette objection qui paraît fondée et très-sérieuse tout d'abord, perd beaucoup de sa valeur quand on examine la proportion minime dans laquelle ces sortes de guérisons peuvent se produire, et elle ne doit pas entraver le chirurgien dans sa ligne de conduite rationnelle.

4° La quatrième objection est la difficulté de s'assurer du siége de l'obstruction intestinale aussi bien que de la nature de cette obstruction.

Delaporte.   4

S'il est incontestable que dans un certain nombre de cas il est tout à fait impossible de reconnaître où siége l'obstruction intestinale et quelle est sa nature, on doit dire cependant que, dans beaucoup de cas, il a été possible de diagnostiquer exactement ces deux choses. Les nombreuses autopsies faites dans des cas d'obstructions intestinales ont prouvé que, si on ne pouvait pas être absolument certain du diagnostic, dans la majorité des cas les médecins et chirurgiens avaient exactement reconnu le siége et la nature de l'étranglement. Nous n'entreprendrons pas ici de passer en revue les signes qui peuvent faire préciser le diagnostic dans les différents cas, nous ne croyons pouvoir mieux faire que de renvoyer à la thèse de M. Larguier, qui a pris pour principal sujet de cette thèse l'étude de ce diagnostic différentiel, et qui expose toutes les ressources qui, dans l'état actuel de la science, sont à la disposition du médecin pour atteindre ce but.

Maintenant en supposant que l'on n'ait pas pu reconnaître le lieu et la cause de l'étranglement, n'en serait-il pas moins nécessaire pour cela de faire cesser cet étranglement? Or, nous ne doutons pas, avec Crisp, que lorsqu'on pratique une incision de 5 ou 6 pouces de long sur la ligne blanche, plus haut ou plus bas, suivant le siége supposé de l'obstacle, on ne puisse retrouver l'intestin obstrué. Donc comme, en supposant qu'on soit dans l'ignorance la plus complète de la cause de l'étranglement, il n'en serait pas moins absolument indispensable d'y remédier; nous croyons que l'opération, dans ce cas encore, serait parfaitement justifiée. Seule, en effet, dans un cas semblable, elle permettrait à la fois de découvrir l'obstacle et fournirait les moyens de soulager le malade, soit en levant l'obstacle directement, soit par l'établissement d'un anus artificiel.

5° La cinquième objection est la difficulté de reconnaître la présence ou même l'étendue de l'inflammation du péritoine.

Nous n'avons jamais dit qu'il fallût entreprendre la gastrotomie dans tous les cas sans distinction, et nous convenons que l'existence d'une péritonite au moment où le chirurgien se préparerait à entreprendre l'opération laisserait peu d'espoir de succès. Mais, quelle que soit l'opération qu'on veuille pratiquer en un pareil moment pour remédier à l'étranglement, entérotomie, gastrotomie, ponction intestinale, cette opération se trouverait dans des conditions très-défavorables. L'existence d'une péritonite serait certainement une contre-indication à l'opération, mais deux cas peuvent alors se présenter : ou la péritonite est facile à reconnaître et le chirurgien se décide pour ou contre l'opération en parfaite connaissance de cause; ou bien la péritonite débute seulement et le chirurgien est exposé à la confondre avec les accidents de l'étranglement, ou bien à la laisser passer inaperçue. Cette objection est donc plutôt théorique que pratique, puisque, dans le premier cas, le chirurgien peut toujours ne pas entreprendre l'opération, et que, dans le second, il a seulement affaire à une complication qu'il peut prévoir et redouter mais non pas reconnaître.

6_o La dernière objection faite à la gastrotomie, c'est la possibilité de ne pas rencontrer l'obstacle alors que la cavité abdominale est ouverte.

Nous l'avons déjà dit plus haut, nous doutons que le chirurgien ne puisse trouver l'obstacle, s'il veut pratiquer la gastrotomie en faisant une incision assez large. Une fois décidée, cette opération ne nous paraît pas offrir beaucoup plus de dangers, que l'incision soit un peu plus ou un peu moins large. Entre une simple incision et une large ouverture, nous comprenons qu'il y ait une différence, mais quand on est décidé à faire une large ouverture de la cavité abdominale, ce ne sont pas quelques centimètres de plus qui exposeront à plus d'accidents. Nous savons, du reste, que dans plusieurs opérations d'ovariotomie la cavité abdominale a été largement ouverte, qu'on a pu sortir et dérouler toute la masse intestinale sans que pour cela l'opération ait été fatale. Il nous paraît donc difficile que la cause de l'obstruction ne soit pas trouvée. Admettons même qu'il en soit ainsi, deux cas peuvent se présenter alors : ou le développement exagéré de la portion de l'intestin située au-dessus de l'étranglement donnera quelques indications sur le siége de l'étranglement et l'on pourra pratiquer au-dessus un anus artificiel qui remédiera au danger de l'étranglement; ou bien, au contraire, l'état des intestins ne donnant aucune indication, on sera forcé de fermer la plaie sans avoir levé l'étranglement. Or, nous avons vu que dans une circonstance (1) où l'état du malade n'avait pas permis de chercher la cause de l'obstruction et où on avait dû terminer l'opération sans avoir levé l'étranglement, le malade avait guéri. De plus, nous savons qu'un grand nombre de gastrotomies faites dans l'intention d'extirper des kystes de l'ovaire sont restées inachevées, et que les malades dont le ventre avait été seulement ouvert, ont aussi promptement et parfaitement guéri. Nous le répétons, il nous paraît très-difficile que la cause de l'obstruction ne soit pas trouvée, et nous avons pu voir dans les observations (2) que nous rapportons, que plusieurs opérateurs ayant tout d'abord trouvé une cause d'étranglement qui ne leur paraissait pas suffisamment expliquer les symptômes qu'ils avaient observés, avaient continué leurs recherches et étaient arrivés à découvrir la véritable cause de tous les accidents.

Le docteur Vatson (3) dit encore qu'une des plus grandes objections qu'on puisse faire à l'opération c'est la difficulté qu'on éprouve à replacer les intestins et à maintenir rapprochées les parois abdominales. Il nous semble cependant qu'on

(1) Obs. 8.

(2) Obs. 14.

(3) Edinburgh medical journal, 1871, et Arch. gén. de méd., 1871, décembre, p. 743.

est toujours assez facilement parvenu à faire rentrer dans la cavité de l'abdomen la masse intestinale, ce temps de l'opération nécessitant en somme peu de précautions. M. Boinet assure en effet, que dans plusieurs cas il a pu remettre les intestins un peu au hasard dans la cavité abdominale, sans que pour cela il en soit résulté aucun accident plus tard. Si c'est à la distension de l'intestin qu'est due la difficulté, pourquoi ne ferait-on pas, ainsi qu'on l'a conseillé, quelques ponctions capillaires permettant la sortie des gaz de l'intestin, et facilitant par suite son maintien dans sa position normale ?

Telles sont les objections qui ont été faites à la gastrotomie. Sans méconnaître la valeur de quelques-unes d'entre elles, et les difficultés que doivent apporter au chirurgien l'existence d'une péritonite, par exemple, ou bien la tendance des intestins à sortir de la cavité abdominale, nous restons persuadé qu'aucune de ces objections n'offre une contre-indication formelle et générale à l'emploi de la gastrotomie, qu'aucune d'elles ne doit faire rejeter d'une façon absolue cette opération. Quelle opération en effet, à côté des avantages évidents qui la font entreprendre, n'offre pas aussi au chirurgien des craintes sérieuses ? N'a-t-on pas vu des opérations les plus insignifiantes en temps ordinaire, être dans quelque cas le point de départ d'infections purulentes qui ont emporté le malade. Et cependant les chirurgiens n'en ont pas conclu qu'il fallût renoncer à ces opérations. La gastrotomie est une opération des plus graves, nous le savons, mais aussi ne la propose-t-on que dans des cas où le malade est menacé de perdre la vie, et nous avons pu voir que malgré tous les dangers qu'elle présente, elle a été assez souvent couronnée de succès pour qu'on ne doive plus hésiter à y avoir recours quand la situation du malade l'indique et l'exige.

INDICATIONS ET CONTRE-INDICATIONS DE LA GASTROTOMIE.

Nous avons vu l'hstoire de la gastrotomie, les résultats qu'elle a produits, les objections qu'on lui a faites ; nous allons examiner maintenant dans l'état actuel de la science, et d'après les auteurs qui se sont le plus spécialement occupés du traitement de l'étranglement interne, quelles sont les variétés d'étranglements dans lesquelles elle doit être appliquée.

Sans vouloir entreprendre la comparaison entre les différentes opérations employées dans le traitement de l'étranglement interne, nous voulons cependant dire quelques mots des avantages généraux que présente la gastrotomie. Nous répétons encore ici qu'il est bien loin de notre pensée de vouloir appliquer la gastrotomie à tous les cas, et à l'exclusion des autres procédés opératoires, car nous pensons que chaque procédé à ses indications spéciales, suivant la nature de l'étranglement qu'on se propose de traiter ; mais nous voulons faire ressortir les avantages que peut présenter la gastrotomie dans les cas où on hésiterait par exemple entre cette opération et une entérotomie. Aller à la recherche de l'étranglement, en détruire la cause s'il est possible, et par conséquent, si l'opération est couronnée de succès, guérir radicalement le malade, tel est le but que se propose le chirurgien en entreprenant la gastrotomie. L'entérotomie au contraire quand elle conserve la vie au malade n'est le plus souvent qu'un palliatif, et elle laisse toujours à sa suite une infirmité qui peut n'être que temporaire mais qui, presque toujours longue à disparaître quand elle guérit, guérit malheureusement trop rarement. Nous aurions voulu pouvoir trouver la statistique des cas de guérison complète d'anus contre nature et voir dans quelle proportion ils sont avec le nombre d'opérations faites, nous n'avons pas eu le temps de l'établir nous-même. Si nous ajoutons à cela,

que comme le prouve notre tableau comparatif, l'entérotomie
quoi qu'on en ait dit, ne donne proportionnellement pas plus
de succès que la gastrotomie, on sera bien obligé de convenir
qu'il y a avantage à opter pour cette dernière opération quand
on est hésitant; car une fois la cause de l'étranglement trouvée,
s'il est impossible de la lever, le chirurgien pourra bien plus
facilement établir un anus artificiel au point le plus propice.

Il est une autre opération que M. Larguier dans sa thèse propose d'employer, c'est l'entérocentèse ou ponction de l'intestin
avec un trocart d'un diamètre assez large pour permettre la
sortie des matières intestinales; malgré l'innocuité qu'il ac-
corde à cette opération, on est bien forcé de trouver que le
nombre de cinq opérations auxquelles il fait allusion est trop
restreint pour permettre de juger cette opération. De plus on
peut lui faire les mêmes reproches qu'à l'entérocentèse, car
dans l'observation 37 nous lisons : « L'orifice de l'anus
artificiel est à peu près du diamètre du petit doigt; l'abdomen
a constamment un développement exagéré qui tient sans doute
à ce que l'intestin est toujours distendu à l'excès par suite de la
paralysie de ses tuniques. Depuis l'époque où l'occlusion intestinale s'est prononcée, aucune évacuation de matières fécales
ne s'est opérée par les voies naturelles, seulement il y a de
temps en temps par l'anus émission de gaz et de mucus con-
cret. » Est-ce là une guérison? — Dans l'observation 38 il
y a eu mort. — Dans l'observation 39, le 6 octobre on opère,
dit-on, laconiquement; le 24, le malade était guéri. Mais con-
servait-il un anus artificiel? on n'en dit rien. — Dans l'observation 40 on voit que le malade fort soulagé vécut encore. Il
n'y a en fait qu'un seul cas où on ait constaté la guérison complète avec fermeture de l'anus artificiel. L'entérocentèse ne
nous paraît donc pas pouvoir être exemptée des critiques que
nous faisions plus haut à l'entérotomie.

Nous allons maintenant, examinant les différentes causes de

l'étranglement interne, étudier les cas où la gastrotomie est applicable et ceux où elle ne l'est pas. Nous commencerons par donner la statistique des 500 cas d'étranglements internes étudiés par Duchaussoy dans son mémoire, et classés suivant les causes qui avaient amené l'obstruction. Cette statistique est intéressante pour nous en ce que montrant la proportion dans laquelle se trouvent entre elles les différentes formes d'étranglement, elle nous fera voir, une fois déterminés les cas où on doit avoir recours à la gastrotomie, quels services on peut attendre de cette opération.

Statistique de Duchaussoy. — 504 cas d'étranglement.

Etranglements du mésentère....	3
Invaginations	135
Etranglements de l'intestin par l'intestin, déplacements, torsions de l'intestin et du mésentère, enroulements....	21
Etranglements par rétrécissements....	86
Obstructions par polypes....	14
Obstructions par des matières fécales....	15
Obstructions par des corps étrangers introduits dans l'intestin....	14
Occlusions par des vers....	9
Occlusions par des calculs intestinaux, des concrétions de l'intestin, de calculs biliaires....	24
Etranglements par l'appendice iléo-cæcal....	16
Etranglements par diverticules de l'intestin....	21
Etranglements par brides, bandes ou adhérences....	19
Etranglements dans les ouvertures normales ou accidentelles....	19
Etranglements par hernies antévésicales, par l'utérus....	19
Etranglements produits par des organes de l'abdomen autres que l'intestin et ses annexes. — Déplacements de viscères. — Tumeurs.	22

Nous joignons au tableau statistique de Duchaussoy, un autre tableau où les résultats des opérations de gastrotomie que nous avons pu recueillir sont divisés suivant les causes qui ont produit l'étranglement :

NATURE DE L'ÉTRANGLEMENT.	Guérison.	Mort.	OPÉRATIONS.
Torsion de l'intestin..............	Bonet.	»	Gastrotomie.
	Nück.	»	»
Invagination.	Fuchsius.	»	Gastro-entérotomie.
	Wilson.	»	Gastrotomie.
Brides	Bryant.	»	»
	»	Dupuytren.	»
	»	Luke.	»
	»	Depaul.	Gastro-entérotomie.
	»	Parise.	Gastrotomie.
	»	Annandale.	»
Anse intestinale...	»	Hilton.	»
Ouvertures anormales.............	Hilton.	»	»
	Borelli.	»	»
	Lorquet.	»	»
Ouvertures normales.............	Blancard.	»	»
	»	Hilton.	»
Corps étrangers.................	Réali.	»	Gastro-entérotomie.
Tumeurs carcinomateuses...........	Reybard.	»	»
	»	Monod.	»
Cause non trouvée...............	Manlove.	»	»

Nous suivrons, pour passer en revue les différentes formes d'étranglements, l'ordre adopté par M. Duchaussoy.

D'abord les invaginations. « L'intervention de la chirurgie, dit M. Duchaussoy, est-elle justifiée dans les invaginations? elle l'est certainement moins que dans plusieurs autres espèces d'étranglements internes puisque la nature peut quelquefois par ses seules forces tirer le malade du danger. Je comprends qu'en présence, d'une part, d'élimination spontanée suivie de guérison, et, d'autre part, des dangers de l'acte chirurgical, de bons esprits puissent complétement repousser toute opération. Mais comme dans les cas d'invagination on trouve sur 135 cas 97 morts et 38 guérisons, et que sur 14 éliminations on trouve 4 morts avant 10 jours, un mort après 44 jours, un mort après 90 jours, et que presque tous les survivants ont eu des entérites ou de nouvelles obstructions par suite de rétrécissement de leur intestin, en face d'une telle perspective on doit intervenir. Dans les cas où le diagnostic est certain et où le malade ne semble pas devoir franchir la période de gangrène, l'opération est suffisamment justifiée, d'autant plus que la statistique nous démontre que l'étranglement par invagination n'est pas de ceux que la péritonite vient le plus souvent compliquer. »

« Nous avons vu que dans ce cas le diagnostic est relativement facile à établir, dit à son tour M. Larguier, aussi, contrairement à ce qui est recommandé dans les autres espèces d'étranglements, il est permis de ne pas trop se presser de recourir à l'intervention chirurgicale. Si l'on suppose cependant, d'après l'état général et la constitution du malade, qu'il ne pourra supporter la période d'élimination du séquestre intestinal, il sera préférable de recourir à la gastrotomie pour dédoubler l'intussusception avant que des adhérences ne soient établies entre ses différents cylindres ; si on tarde trop à intervenir, on pourra trouver l'intestin ramolli ou gangréné sur quelques points de sa surface ; d'autrefois il existera déjà plusieurs adhérences entre les parties invaginantes et invaginées. »

Quant à nous, examinant les opinions de ces deux auteurs, et convaincu de la nécessité d'opérer de bonne heure lorsque le diagnostic est certain et l'opération reconnue nécessaire ; nous sommes d'avis, parce que le diagnostic est relativement facile, parce que ce sont les cas que la péritonite vient le moins souvent compliquer ; parce que l'opération faite avant l'établissement d'adhérences à des grandes chances de succès; parce qu'il y a relativement peu de guérisons complètes à la suite de l'élimination naturelle de la portion invaginée, nous sommes donc d'avis que l'on doit opérer de bonne heure et pratiquer la gastrotomie dans tous les cas d'invagination. Si appelé trop tard le chirurgien trouve l'intestin déjà gangréné, sans avoir recours à la réunion directe des deux bouts de l'intestin par les procédés de Ramdkor, Jobert, ou autres, ne devrait-il pas sectionner la partie gangrénée de l'intestin, l'enlever et attirant à lui les deux bouts, les fixer à la plaie en les adossant dans leurs points de contact, formant ainsi un anus artificiel avec éperon artificiel. Si nous nous reportons à la statistique que nous avons donnée au commencement de ce paragraphe, nous voyons que toutes les opérations faites pour des invaginations ont été couronnées de succès.

A propos des étranglements de l'intestin par déplacements, torsions de l'intestin et du mésentère, constriction de l'intestin par l'intestin, M. Duchaussoy s'exprime ainsi : « Dans ceux de ces étranglements qui nécessitent une intervention chirurgicale, la plus rationnelle est la gastrotomie, et il ajoute plus loin : si le quatrième jour on n'a pas triomphé de l'obstacle, il n'y aura de ressources que dans le bistouri. » M. Larguier conseille aussi la gastrotomie dans ce cas, sauf le cas de flexion où, dit-il, on doit avoir plutôt recours à l'entérotomie, l'intestin devant ordinairement cette position vicieuse à des adhérences qui le fixent aux cavités abdominales ou pelviennes, et, que des manœuvres à l'intérieur ne détruisent ni facilement ni impunément. Nous partageons l'avis de ces deux auteurs et, bien que l'urgence d'opérer soit moindre que dans la forme précédente où chaque moment de retard peut permettre l'établissement de fausses membranes ou d'adhérences, nous le répétons, on ne saurait opérer trop tôt ; quant aux cas de flexions, si on avait pu les diagnostiquer, nous nous arrêterions au conseil de

M. Larguier qui engage à faire l'entéroromie, l'existence d'adhérences et la nécessité de les détruire rendant l'opération de
la gastrotomie très-redoutable. Deux gastrotomies ont été faites
dans des cas de torsion de l'intestin et il y a eu guérison des
malades.

Dans les étranglements par brides, bandes, appendices di-
verticulaires, « il n'y a que les agents mécaniques qui puissent
lever l'étranglement, dit M. Duchaussoy, et on ne peut que perdre
un temps précieux en employant les moyens pharmaceutiques.
A quelle opération faut-il avoir recours ? S'il s'agit d'un point
de l'intestin grêle, la gastrotomie est la seule ressource ; dans
les autres cas on peut se borner à l'entérotomie. Nous recon-
naissons toute la simplicité de cette opération, nous apprécions
parfaitement ses avantages dans les cas où le siége de l'étranglement est douteux ; cependant si nous considérons ce que cette
opération doit produire dans les étranglements par brides,
nous trouvons bien le soulagement immédiat par l'évacuation,
mais l'anse étranglée que deviendra-t-elle ? Si la bride est très-
mince peut-être sera-t-elle détruite par l'inflammation qui
peut s'en emparer, mais c'est une chance entre mille, et dans
les cas ordinaires la constriction avec ses conséquences doit
persister, et l'intestin se gangréner, d'où la péritonite et la
mort malgré l'entérotomie. Cette considération nous fait con-
seiller la gastrotomie dans presque tous les cas d'étranglements
par brides ou autres agents de véritable étranglement. » « C'est,
dit aussi M. Larguier, de toutes les variétés d'occlusion la plus
justifiable de la gastrotomie ; l'entérotomie est d'ailleurs formellement contre-indiquée, elle procurera certainement un
soulagement considérable, mais il sera très-passager, et la persistance de l'étranglement amènera presque infailliblement la
gangrène, la péritonite et la mort. Il est en effet extrêmement
rare de voir l'intestin se dégager spontanément d'une bride
qui le resserre. » La gastrotomie est aussi pour nous, indi-

quée formellement dans tous ces cas, et si nous voyons que sur 7 opérations faites pour des étranglements de cette nature une seule a réussi, nous trouvons l'explication de ce fait dans la lecture des observations, car nous voyons que presque toutes ces opérations ont été entreprises dans les plus mauvaises conditions.

Dans les cas d'étranglements par l'appendice iléo-cæcal ou les diverticules de l'iléon, « l'entérotomie paraît d'abord plus applicable que dans les brides, dit M. Duchaussoy, car en faisant cesser la rétention des fèces, on produit dans le point étranglé un dégagement favorable, et peut-être alors le diverticule revenu à son volume pourrait-il se dénouer s'il n'a pas encore contracté d'adhérences. Mais comment oser compter sur un pareil bonheur ! La gastrotomie est encore l'opération la plus rationnelle, d'autant plus que dans tous les cas de notre statistique c'était l'intestin grêle qui était étranglé. » Nous partageons encore l'avis de M. Duchaussoy, et comme en somme on a affaire ici à un étranglement par bride pur et simple, nous proposerions la gastrotomie, comme nous l'avons fait plus haut pour cette forme d'étranglement.

Pour les étranglements dans des ouvertures normales et anormales, « nous conseillons sans hésiter de pratiquer la gastrotomie, dit M. Duchaussoy, persuadé que nous sommes qu'on peut acquérir avec certitude complète le diagnostic de cette espèce d'étranglement, et persuadé ainsi que la main seule du chirurgien peut lever l'étranglement après les insuccès des moyens mécaniques. La gastrotomie est encore l'opération la plus naturelle, soit qu'on retire l'intestin de l'ouverture dans laquelle il s'était engagé, soit que cette dernière manœuvre exige le débridement de l'agent constricteur. » Nous partageons cette opinion, et si l'on veut bien se reporter à notre tableau, on pourra voir que sur 5 gastrotomies pratiquées dans des cas semblables 4 ont eu une heureuse terminaison.

Dans les cas d'obstruction par matières fécales, vers, corps étrangers introduits dans l'intestin, calculs biliaires, calculs et concrétions de l'intestin, à quelle opération faut-il avoir recours? Il est bien entendu que tous les autres moyens ont déjà été employés sans succès et qu'on est dans la nécessité d'opérer. « La seule chance de succès, dit M. Duchaussoy, est la gastrotomie avec ouverture directe de l'intestin, plutôt que l'entérotomie « M. Larguier pense aussi, lui, que si on avait à redouter une inflammation de l'intestin consécutive à la présence d'un corps étranger, il faudrait aller droit à l'obstacle, l'enlever, faire une suture à l'intestin qu'on replacerait dans la cavité abdominale, pratique dangereuse, dit-il, et qui ne nous semble indiquée que dans ce seul cas. » Il nous paraît certain qu'on devrait aller par une gastrotomie, à la recherche directe de l'obstacle, et qu'on devrait terminer cette opération par l'établissement d'un anus artificiel ; c'est donc ici une gastro-entérotomie que nous conseillerions. Devrait-on dans ce cas terminer, comme le veut M. Larguier, par l'opération de M. Maisonneuve, l'entéro-anastomose? Nous voyons dans notre tableau qu'une opération pratiquée pour un corps étranger a donné un heureux résultat.

Les étranglements par rétrécissements squirrheux, cartilagineux, fibreux, musculaires, celluleux, sous-muqueux, cicatriciels, inflammatoires, nous paraissant être ceux dans lesquels il y a la contre-indication la plus formelle à l'emploi de la gastrotomie. La production lente et progressive de l'étranglement par suite de la nature de l'obstacle qui s'oppose au passage des matières dans l'intestin, ensuite l'impossibilité ou au moins la grande difficulté de lever l'obstacle, lorsqu'on a ouvert la cavité abdominale, contre-indiquent dans ces cas la gastrotomie. Beaucoup de raisons établissent ici la supériorité de l'entérotomie sur la gastrotomie. Le siége ordinaire de l'occlusion, sa nature, la manière dont elle produit l'étranglement et l'état des intestins au-dessus de cet étranglement, tout est favorable à l'enté-

rotomie qui doit être faite le plus près possible de l'obstacle.
« La gastrotomie, dit M. Larguier, est une opération dangereuse lorsque l'obstacle siége dans l'intestin où dans ses parois,
aussi en pareil cas l'entérotomie présente-t-elle seule quelque
chance de réussite. » Dans ces formes d'étranglement, nous le
voyons, le diagnostic de la nature de l'obstacle est bien facilité
par la marche elle-même de la maladie, et puisque le chirurgien sait qu'il ne pourra enlever l'obstacle, qu'il sera forcé
d'établir un anus artificiel, nous pensons, nous aussi, qu'il est
préférable de faire de suite l'entérotomie.

Dans les cas d'étranglements par compression d'une tumeur
ou d'organes de l'abdomen, autres que les intestins et leurs
annexes, les organes qui compriment l'intestin, dit M. Larguier,
ne peuvent être enlevés ni déplacés, il faut alors pratiquer un
anus artificiel le plus près possible de l'obstacle afin de permettre au malade de profiter autant que possible des chances de
vie que lui laisse la tumeur. — Dans ces, cas nous trouvons
donc encore une contre-indication à la gastrotomie, l'impossibilité d'enlever l'obstacle.

Dans les étranglements par polypes de l'intestin, si le polype
est seul accessible, on le traitera comme les autres polypes du
gros intestin ; s'il s'accompagne d'invagination, c'est le traitement de cette espèce d'étranglement qu'il faudra pratiquer ;
s'il n'est pas accessible, l'étranglement ne pourra être levé que
par la gastrotomie. « S'il a son siége dans l'intestin grêle, continue M. Duchaussoy, nous avons vu que le polype occupe une
portion trop élevée de l'intestin grêle pour que l'entérotomie soit
une ressource bien efficace. Si au contraire c'est dans le gros intestin que réside le polype, et à une hauteur qui ne permette pas
de l'atteindre par l'anus, il me paraît plus sage de faire l'entérotomie. Elle permettra au malade de vivre, et peut-être plus
tard le cours des matières se trouvera-t-il rétabli par la chute
spontanée du polype. Nous conseillons cette manière d'agir dans

la pensée que le diagnostic de l'étranglement par un polype laisse bien des incertitudes, car si l'on pouvait être sûr qu'une obstruction est produite uniquement par un polype, mieux vaudrait ouvrir l'intestin sur l'obstacle lui-même qu'on enlèverait. » Si le diagnostic du polype était établi d'une façon certaine nous n'hésiterions pas à pratiquer la gastrotomie et à agir comme pour les cas de corps étrangers dans la cavité intestinale.

Dans les hernies anté-vésicales et les étranglements par l'utérus « le traitement est nettement indiqué dans presque tous les cas, dit M. Duchaussoy : mettre à nu le siége de l'étranglement, débrider, s'il y a nécessité, dégager l'intestin : c'est donc encore à la gastrotomie qu'il faut recourir dans ces cas.

Nous venons de voir tous les cas d'étranglements internes auxquels la gastrotomie est l'applicable, et nous avons pu nous faire une idée des formes nombreuses d'obstruction pour lesquelles elle peut et doit être employée. Nous terminerons cet examen des indications et contre-indications de la gastrotomie en disant qu'il faut s'abstenir de cette opération, toutes les fois qu'il existe dans la cavité abdominale des adhérences étendues qu'il faudrait enlever, ou toutes les fois que pour faire cesser les phénomènes de l'étranglement, il serait nécessaire dans l'intérieur de la cavité péritonéale, de produire une plaie qui occasionnerait presque certainement une péritonite mortelle, une fois les lèvres de l'incision abdominale réunies.

PRINCIPALES CONDITIONS DANS LESQUELLES L'OPÉRATION DOIT ÊTRE FAITE.

Il nous reste, pour compléter cette étude sur la gastrotomie, à voir les conditions dans lesquelles doit se placer l'opérateur, pour avoir les plus grandes chances de succès, une fois l'opération décidée.

Deux points surtout demandent à être examinés : l'époque à laquelle on doit opérer, et en second lieu le point où l'incision de l'abdomen doit être faite. Nous parlerons aussi du lieu où l'on doit faire l'opération.

La première question est facile à résoudre, et tous les auteurs qui ont accepté la gastrotomie, ont été d'accord sur la nécessité de l'exécuter le plus tôt possible, dès que le doute n'est plus permis sur l'existence d'un étranglement, dès que l'opération est résolue. On doit, en effet, faire tous ses efforts pour devancer l'apparition de la péritonite qui survient par le seul fait de l'étranglement. Plusieurs observations d'ovariotomies nous montrent que quand il n'existait pas de péritonite, l'incision du péritoine pour l'opération n'en a pas occasionné. Dans un cas, entre autres, où on a trouvé à l'autopsie un commencement de péritonite encore limitée à un point de l'intestin, et qui évidemment existait antérieurement à l'opération, on a vu que la plaie de l'incision commençait à se cicatriser, et près des lèvres de cette plaie on ne put découvrir aucune trace de péritonite. On doit aussi chercher à devancer la formation d'adhérences, dans l'invagination, par exemple, et l'on sait combien vingt-quatre heures ou quarante-huit heures de retard peuvent influer sur cette production. De même les complications de gangrène intestinale seront évitées en opérant de bonne heure. Enfin il est évident que plus tôt on opérera, moins le malade sera épuisé, plus il présentera de résistance, pour supporter une aussi grave opération.

Quant à la deuxième question, celle de l'incision de l'abdomen, on n'est pas d'accord sur le point où elle doit être pratiquée, les uns voulant qu'on la fasse sur le point qui se rapproche le plus du siége de l'étranglement, les autres voulant qu'on la fasse sur la ligne blanche. Parmi les premiers les uns veulent qu'on fasse l'incision obliquement, les autres transversalement. Nous ne croyons pouvoir mieux faire que de laisser ici encore la parole à M. Boinet à qui son expérience en pareille matière donne une grande autorité : « Il nous paraît, dit-il, de beaucoup préférable de faire l'incision sur la ligne blanche et de la faire assez étendue pour qu'on puisse voir, s'il en est besoin dans toute l'étendue de la capacité abdominale. En procédant ainsi on peut mieux faire et avec plus de promptitude une perquisition suffisante pour découvrir la cause de l'étranglement, son siége, donner plus de facilité pour lever cet étranglement et parer à toutes les suites fâcheuses qui pourraient en résulter. Le ventre étant largement ouvert, on peut l'examiner dans toutes ses parties, et si la gastrotomie a été pratiquée pour une plaie intestinale, il n'est pas douteux que cette plaie soumise à la vue sera mieux traitée, et si elle est profonde mieux reconnue. L'extraction des intestins, leur déplissement, leur déplacement deviennent alors très-faciles et, disons-le, n'exposent pas aux inconvénients qu'on supposait autrefois. . . . . » Puis, parlant des incisions latérales obliques et des incisions transversales, l'auteur continue : « De ces deux procédés et de celui que nous avons décrit et que nous préférons, quel est le meilleur ? En tenant compte de la direction dans laquelle les parties ont été coupées, il est facile de comprendre tous les inconvénients qui sont attachés à la direction oblique et latérale de l'abdomen. L'incision est faite à droite ou à gauche, mais de préférence sur le côté du ventre où l'on croit trouver le siége de la lésion ; les trois muscles abdominaux et les aponévroses sont coupés en travers ; les fibres divisées, dont la direction est si différente, tiennent en se rétractant la plaie béante ; il peut survenir une hémorrhagie grave, si l'on divise quelques branches de l'artère épigastrique dont la section est difficile à éviter dans ce procédé. Dans l'incision de la ligne blanche, et l'on peut mieux et plus facilement découvrir tout ce que renferme l'abdomen et l'éventration que redoutaient les anciens, a rarement lieu, ainsi que le démontrent nos nombreuses opérations d'ovariotomie surtout si on a soin de comprendre le péritoine dans la suture. La section transversale a les mêmes inconvénients que la section oblique et latérale et ne met les parties a découvert que dans un côté du ventre ; son étroitesse serait un obstacle aux recherches et aux opérations qu'on est obligé de faire quelquefois dans le ventre, sans compter qu'elle expose à l'ouverture des vaisseaux sanguins qui rampent dans l'épaisseur des parois du ventre. Des trois méthodes proposées pour la gastrotomie, c'est l'incision sur la ligne médiane qu'on doit préférer pour toutes les raisons que nous avons indiquées en la décrivant. »

Quant au lieu où doit être pratiquée la gastrotomie, il serait évidemment bien préférable de ne pas la pratiquer dans de grandes villes, et surtout à Paris ; mais ici on n'a pas, comme dans l'ovariotomie, le choix du moment et du lieu où on doit opérer, et quand le malade est pris des symptômes de l'étranglement, il faut bien l'opérer où il se trouve.

Nous ne nous proposons pas de donner ici la description de l'opération elle-même. On la trouvera décrite dans tous les auteurs qui se sont occupés de la gastrotomie, et l'on trouvera, dans le Traité de M. Boinet sur l'ovariotomie, une description minutieuse de toutes les précautions que doit prendre le chirurgien pour prévoir et prévenir tous les contre-temps fâcheux qui pourraient se présenter dans le cours de l'opération.

Nous terminerons ici cette étude sur la gastrotomie dans les étranglements internes. Nous n'ignorons pas que pour traiter avec autorité un pareil sujet il eût fallu une science et une expérience que nous ne pouvions avoir ; mais moins ambitieux, nous serons heureux, si, par ce travail et par les matériaux que nous avons recueillis, nous avons contribué à la justification d'une opération jusqu'à ce jour condamnée dans la pratique.

S'il nous fallait maintenant tirer une conclusion de ce travail, nous dirions :

La gastrotomie, loin d'être une opération toujours mortelle, a donné des succès comparativement aussi nombreux que la plupart des grandes opérations.

La gastrotomie, indiquée par la théorie comme le meilleur traitement chirurgical de l'étranglement interne dans la plupart de ses formes, doit donc rentrer dans la pratique.

La gastrotomie, offrant autant de chances de succès que l'entérotomie, et donnant des résultats de guérison beaucoup plus complets, doit toujours être préférée à l'entérotomie dans les cas où il y a doute sur la cause de l'étranglement, et le choix de l'opération.

La gastrotomie, reconnue nécessaire et décidée, doit être pratiquée aussitôt que les symptômes ne laissent aucun doute sur l'existence d'un étranglement interne, et le plus tôt possible pour prévenir le développement de péritonite, la formation d'adhérences, la gangrène de l'intestin, l'épuisement du malade.

L'ouverture de l'abdomen doit être faite sur la ligne médiane, et largement, pour permettre d'aller facilement à la recherche de la cause de l'étranglement.

Si l'étranglement ne peut être levé, on terminera l'opération par l'ouverture de l'intestin au point le plus favorable et l'établissement d'un anus artificiel par l'incision primitive; pratiquant ainsi la gastro-entérotomie telle que nous l'avons définie.

OBSERVATION I.

1679. — Rapportée par Bonet (Sepulchretum anatomicum, lib. III, sect. 14, p. 228, de dolore iliaco. Genève, 1677-79).

Illustrissima Baronissa à Lanti, prope Castilionem ad Sequanam, in Burgundio ducatu, iliaco affectu laborans, pro deplorata habebatur. Offert se juvenis chirurgus diu castra secutus, qui salutem certam pollicetur, modo nobilis ægra sectioni in abdomine faciendæ se submittat. Concessam aggreditur chirurgus multisque adductis et evolutis intestinis antequam convolutio et contortuplicatio appareret, eam nactus explicat, et nodos dissolvit postmodum sedi restituit : hinc gastroraphia facta, vulnus felicissimo successu consolidavit, integræque valetudini nobilem restituit; quæ sospitali suo stipendium annuum constituit, cujus usura per triennium tantum annum frui licuit, supervixit enim matrona.

OBSERVATION II.

1742. — Rapportée par Velse, De mutuo intestinorum ingressu.
Lugd. Bat., 1732.

Une femme de 50 ans, épuisée par les accidents les plus cruels de la passion iliaque, n'ayant reçu aucun soulagement des différents remèdes qu'on lui avait administrés, tant lavements, fomentations et cataplasmes, que de l'application réitérée de grandes ventouses sur l'abdomen, Nuck, praticien des plus heureux, soupçonnant que la maladie dépendait d'une intussusception d'intestin, fut d'avis qu'un chirurgien habile fît une ouverture au côté gauche du ventre, à quatre travers de doigt de l'ombilic en descendant obliquement vers la partie inférieure et même postérieure; qu'il tirât ensuite les intestins qu'on aurait soin de fomenter aussitôt et sans retardement avec du lait tiède ; qu'il cherchât le siége du volvulus qu'il dégageât doucement l'intestin et qu'enfin il fît la suture à la place de l'abdomen. On se rendit à l'instant au conseil de Nuck, qui fut suivi du succès le plus complet, car à peine le chirurgien eut tiré les intestins, que par le plus heureux hasard il trouva sur-le-champ le lieu de l'intussusception, source de tous les désordres. Il n'y avait pas encore d'inflammation ni d'adhérences aux intestins, il les dégagea, après les avoir graissés de beaucoup d'huile, et enfin ayant fait convenablement la réduction, il pratiqua la gastroraphie comme il avait été décidé. On donna d'abord à la malade des lavements émollients, qui rétablirent les évacuations du ventre et la réparation des forces. La malade, tirée par ce moyen des bras de la mort, fut entièrement guérie et survécut plus de vingt années à cette opération.

Observation III.

Rapportée par Blancard, Prax. med., t. II, caput ii, p. 50.

L'inutilité des remèdes et le danger de mort qu'annonçait la mortification prochaine, firent opiner les médecins pour faire une incision au bas-ventre. On la fit, dit l'observateur, à trois travers de doigt au-dessus de la tumeur herniaire. Le chirurgien fit ensuite, avec ses doigts graissés d'huile, rentrer l'intestin qui formait la hernie, pendant qu'avec les doigts de l'autre main, il la poussait par dehors du mieux qu'il lui était possible, parce que l'ouverture du péritoine était fort étroite. Les accidents cessèrent après la réduction, et la malade, qui n'avait que 28 ans, fut bientôt rétablie.

Observation IV.

1817. — Dupuytren. Rapportée par Maunoury, Thèses de Paris, 1819.

Chapelier, âgé de 57 ans, entré à l'Hôtel-Dieu le 29 juillet..... Le 3 août, point de changement dans la situation du malade. M. Dupuytren le vit le matin, avec M. Récamier au soin duquel ce malade était confié, et, d'après les symptômes que j'ai rapportés, tous deux regardèrent comme une chose démontrée autant qu'elle peut l'être en pareil cas, l'existence d'un étranglement interne. Ces deux praticiens célèbres avaient eu l'occasion de constater par plusieurs faits de cette nature, et l'autopsie leur avait appris que dans certains cas on aurait pu lever l'étranglement, si ou eût osé tenter quelque opération. On agita de part et d'autre plusieurs questions. Les raisons pour ou contre l'opération se présentèrent en foule; elles furent discutées avec talent et sagacité. Enfin l'opération fut résolue, mais où la pratiquerait-on? La concentration permanente de la douleur dans le même lieu, la fosse iliaque droite, fit penser que c'était dans cet endroit qu'existait l'étranglement. On pouvait pratiquer l'incision vis-à-vis cet enndroit, on préféra l'incision sur la ligne blanche, on la commença à l'ombilic, et elle fut prolongée à environ 3 pouces et demi au-dessous. Les intestins ne sortirent point par la plaie, comme on s'y était attendu, ce qui fit juger qu'ils avaient contracté des adhérences entre eux et les parois abdominales. L'opérateur introduisit l'indicateur de la main droite, entre les intestins et la face postérieure de la paroi abdominale, jusqu'au cæcum; là se trouvait une espèce de poche formée par des adhérences récentes; elle fut déchirée, et il s'en écoula par la plaie plusieurs cuillerées d'un liquide floconneux, semblable à celui que fournissent les membranes séreuses enflammées. Le même doigt fut porté aux environs de l'anneau inguinal et ouvrit une seconde poche, semblable à la première. Il s'en écoula plusieurs cuillerées d'un liquide analogue. L'état vraiment déplorable du malade ne permit pas de faire de longues recherches; on pensa la plaie avec une compresse fenêtrée enduite de cérat et recouverte de charpie. On ne chercha pas à recouvrir la plaie, afin de permettre un écoulement libre au pus. Pendant deux heures le malade n'eut plus de vomissements, les hoquets persistèrent ; après ce court espace de temps, les nausées et les vomissements reparurent. Les forces diminuèrent, le pouls devint insensible, et la mort arriva dans la 'nuit qui suivit l'opération.

On fit l'autopsie trente heures après la mort ; les intestins étaient adhérents entre eux et aux parois abdominales par des fausses membranes ; des foyers purulents se trouvaient dispersés çà et là entre les intestins, le foie, le diaphragme ; les foyers étaient circonscrits par de fausses membranes. Le bassin était rempli de sérosité purulente, le rectum baignait dans le pus et il était décollé dans toute sa circonférence. La surface des intestins grêles était rouge, leur calibre était au moins trois fois plus considérable que dans l'état ordinaire, les gros intestins étaient rétrécis ; l'épiploon partant de la courbure du côlon transverse très-large supérieurement se roulait en s'approchant du détroit supérieur du bassin, et venait se rendre à la fin de l'iléon, en sorte qu'il formait deux éventails ouverts adossés par leurs sommets. L'épiploon était fortement tendu entre ces deux points d'intersection, une portion de l'intestin grêle passait derrière l'épiploon entre lui et le cæcum, près de l'adhérence, là où j'ai dit que l'épiploon était roulé en corde. L'autre intestin qui passait sous cette bride descendait jusque dans le petit bassin. Toute la portion qui était au-dessous de l'épiploon était énormément distendue par des gaz et des matières fécales, celle qui était immédiatement au-dessous n'avait pas plus de volume que le petit doigt. L'épiploon à l'endroit de l'étranglement avait rétréci et même oblitéré la cavité intestinale par un véritable étranglement au-dessus duquel les parois intestinales étaient gonflées, épaisses et formaient un bourrelet oblique correspondant à l'impression que l'épiploon avait laissée sur l'intestin. Cette anse intestinale avait donc été étranglée dans l'angle rentrant formé par l'iléon et l'épiploon. Les adhérences de l'épiploon parurent très-anciennes, si on en juge d'après leur résistance.

OBSERVATION V.

1825. — Fuchsius. Journ. der pratischen heilkunde, février 1825 ;
et in Arch. génér. médec., 1re série, t. IX, p. 116.

Le malade était un jeune homme de 28 ans qui éprouva soudainement une violente douleur du côté droit et un peu au-dessous de l'ombilic. Des vomissements se produisirent en même temps qu'une constipation obstinée. Le ventre n'était pas enflé mais on pouvait sentir une tumeur à l'endroit où la douleur était la plus aiguë. Une opération fut proposée et exécutée. L'incision des parois abdominales fut faite dans leur partie correspondante à la tumeur. L'opérateur porta dans l'abdomen sa main enduite d'huile, saisit la portion tuméfiée, l'attira au dehors et reconnut une invagination intestinale.

Ne pouvant atteindre le point où commençait l'intussusception, Fuchsius pratiqua une ouverture sur le point du canal où se terminait celle-ci, et parparvint à dégager toute la portion invaginée, c'est-à-dire 2 pieds d'intestin. La plaie de ce dernier et celle de l'abdomen furent réunies par des sutures et le malade guérit parfaitement dans l'espace de quatorze jours.

OBSERVATION VI.

1833. — Reybard (de Lyon). Bulletin de l'Académie de médecine,
t. IX (1843-44), p. 1031.

Le 8 avril 1833, le Dr Reybard (de Lyon) fut appelé auprès d'un homme âgé de 28 ans, qui souffrait depuis plusieurs années : le mal avait surtout pris de l'accroissement depuis les six mois qui précédèrent l'opération. M. Reybard, se fondant sur les résultats de la palpation, et éclairé par les symptômes rationnels, en conclut qu'il y avait dans ce point une tumeur carcinomateuse et qu'elle occupait évidemment l'S iliaque du côlon. Persuadé de l'incurabilité du mal si on l'abandonnait à lui-même, il se décida à pratiquer une opération, et c'est le 2 mai qu'il y procéda de la manière suivante : Le malade étant couché sur le dos, M. Reybard fit au-dessus de l'épine iliaque antérieure et supérieure parallèlement à la crête, et à un pouce d'elle une incision de 6 pouces, qui divisa les tissus couche par couche ; des ligatures placées sur les vaisseaux arrêtèrent le sang aussitôt qu'il s'échappait. Le péritoine fut ouvert avec précaution dans l'étendue de 3 pouces environ. La tumeur quoique avec beaucoup de difficulté fut amenée au dehors, deux ligatures embrassant entre elles une assez grande étendue de méso-côlon, furent placées pour prévenir une hémorrhagie. On enleva l'intestin avec un bistouri dans l'étendue de 3 pouces environ, et le méso-côlon fut coupé avec des ciseaux. On lia les artères qui longeaient l'intestin, et les fils furent conservés longs afin d'être introduits dans la cavité du tube digestif. La suture terminée (elle est décrite), M. Reybard repoussa profondément l'intestin dans le ventre pour l'éloigner de la peau. Celle-ci fut réunie par trois points de suture. Le malade garda la position fléchie de la cuisse sur le bassin et le tronc incliné en avant et à gauche. Le traitement consista en un régime émollient. Tout se passa bien jusqu'au cinquième jour de l'opération. Survint alors du ballonnement, de la tension, de la douleur, et les lèvres de la plaie s'écartaient de près de 6 lignes (Sangsues ; cataplasmes, lavements émollients.) Le 7e jour mieux sensible, pas encore de selles, on permet un peu de bouillon. Le 10e jour, on enlève les fils de la suture des parois abdominales et à la suite d'un lavement a lieu une selle abondante. Le ventre n'est plus douloureux, le mieux continue et l'état du malade va s'améliorant.

Trente huit jours après l'opération, il prenait des aliments solides, allait naturellement à la selle, rendait des vents par l'anus ; la cicatrisation était complète. Six mois après seulement, ce jeune homme éprouva des douleurs lancinantes ; plus tard on constata de nouveau la tumeur. Après avoir gardé le lit deux mois environ, il succomba le 16 mars 1834, à peu près un an après l'opération.

OBSERVATION VII.

1838. — Monod. Rapportée par Ducros, Arch. gén. de médec. (1838), IIIᵉ série, t. II, p. 455.

Annette Rondot, domestique, 25 ans, avait déjà souvent présenté des douleurs du côté des intestins, des vomissements, des coliques depuis son enfance. Elle était déjà malade depuis deux mois, lorsque le 8 mai elle entre à l'hôpital Cochin. Elle présente une tumeur qui occupe la région iléocæcale; elle est ovoïde, de 3 ou 4 pouces de hauteur, sur 2 ou 3 en travers, son grand diamètre un peu oblique est de haut en bas, et un peu d'arrière en avant ; elle est dure à peine sensible à la pression, profondément située et fixe à la place qu'elle occupe. Le 23 mai, exaspération des symptômes, constipation opiniâtre, vomissements. Le 5 juin, abattement, lèvres sèches, langue grise, humide, point de vomissements, mais du hoquet pour la première fois.

M. Monod, chirurgien de l'hôpital, est appelé par M. Briquet, et il décide qu'on fera sur-le-champ la gastrotomie. Le pouls est normal, la peau fraîche, on pratique une incision de deux pouces et demi à trois pouces, à la partie latérale droite et inférieure de l'abbomen ; elle est oblique en haut et en dehors, la paroi abdominale est divisée couche par couche ; on arrive ainsi jusqu'au péritoine qu'on incise. De la sérosité s'écoule, une anse intestinale se présente d'elle-même, avec un ruban de fibres longitudinales qui la fait aisément reconnaître comme appartenant au gros intestin ; elle est repoussée dans l'abdomen, et l'indicateur, porté profondément dans cette cavité, y distingue une dureté en arrière et en haut du cæcum. M. Monod attire alors une autre anse intestinale ; cette fois c'est l'intestin grêle qui est amené au dehors. Cette portion est rouge, tuméfiée, et ne présente pas une sensibilité remarquable. Elle est fendue dans le sens longitudinal avec des ciseaux dans l'étendue, d'un pouce 1|2 environ. Aussitôt une quantité considérable de matières fécales s'écoule, un soulagement notable se fait sentir ; on passe un fil dans le mésentère qu'on fixe avec des bandelettes de diachylon, pansement avec un linge cératé et de la charpie.

6 juin. Dans la journée d'hier, l'anse intestinale amenée au dehors est rentrée dans l'abdomen ; elle a pu être retrouvée heureusement et fixée mieux que le matin. Prostration, petitesse et fréquence du pouls, plus de vomissements.

Le 7. Extrémités froides, hoquet, plusieurs vomissements de matières bilieuses, écoulement par la plaie d'une grande quantité de matières fécales. Mort peu d'instants après la visite.

Autopsie le 8 juin, 24 heures après la mort. Après un examen rapide de l'état de l'abdomen (on trouve de la péritonite, des fausses membranes, de la sérosité), on cherche l'obstacle au cours des matières, et on le trouve à la partie postérieure et supérieure du cæcum, à sa jonction avec le côlon ascendant. Le cæcum ouvert en avant présente en haut un rétrécicissement considérable, qui permet tout au plus l'introduction d'une sonde de femme, l'extrémité du petit doigt ne peut pas y pénétrer. Au niveau de cet étranglement le cæcum très-adhérent avec les parties sous-jacentes est en rapport avec une masse squirrheuse, blanchâtre, très-dure, criant sous le scalpel, de la grosseur d'une noix, paraissant dépendre du feuillet péritonéal qui tapisse le bassin, se continuant d'autre part avec la membrane musculeuse du cæ-cum. Le gros intestin est sain, les autres organes abdominaux, les viscères de la cavité thoracique sont à l'état normal.

OBSERVATION VIII.

? Manlove. American Journal of the medical sciences, vol. X, page 235.
Rapportée par Phillips, Med. chirurg. trans., XXXI, 1848.

Le malade de M. Manlove était un garçon de 17 ans (dit Phillips) qui souffrait d'une constipation opiniâtre depuis 12 ou 15 jours. Il avait des vomissements; l'abdomen était considérablement distendu, les extrémités étaient froides et le pouls était faible. Une incision fut faite sur la ligne médiane; elle avait environ 5 pouces, des adhérences étendues furent immédiatement aperçues. L'intestin fut piqué probablement par mégarde. On ne rechercha pas plus longtemps l'obstruction et un anus artificiel fut établi. Les matières fécales passèrent librement par la plaie jusqu'au 17e jour, où elles reprirent leur cours naturel et le malade fut rétabli.

OBSERVATION IX.

? Wilson. American Journal of the medical sciences, vol. X, page 235.
Rapportés par Phillips, Med. chirurg. trans., XXXI, 1848.

Dans le cas de M. Wilson (dit Phillips) c'était un nègre. Il avait une constipation obstinée et des vomissements opiniâtres avec tous les signes ordinaires d'une obstruction. Le Dr Wilson en conclut qu'il y avait invagination. Une incision fut faite, et les intestins sortis jusqu'à ce que l'obstruction fût découverte. On trouva l'iléon invaginé sur une étendue de un pouce, il fut réduit avec quelque difficulté et le patient recouvra la santé.

OBSERVATION X.

1847. — Golding Bird, London medico-chirurgic. trans., tome XIII, 1847.
In Archives gén. de médecine, 4e série, tome XVI, page 100, 1848.

Jeune homme de 22 ans. Quinze jours après le commencement des accidents M. Bird se décide avec M. Hilton à pratiquer une opération réclamée d'ailleurs avec instance par le malade. Une incision fut faite sur la ligne médiane depuis l'ombilic jusqu'à un pouce de la symphyse pubienne et le péritoine fut ouvert. Aussitôt plusieurs anses de l'intestin grêle distendues ou congestionnées bouchèrent l'ouverture et il fallut prolonger l'incision jusqu'à un pouce au-dessus de l'ombilic. Après avoir divisé les adhérences qui s'étaient établies entre les deux anses de l'intestin grêle et après s'être livré à des recherches minutieuses dans la cavité abdominale, M. Hilton finit par découvrir du côté droit 6 à 7 pouces d'intestin grêle qui étaient étranglés à travers une ouverture annulaire en partie formée par une autre portion de l'intestin grêle et par quelques adhérences anciennes avec les os du bassin au niveau des vaisseaux iliaques externes. A l'aide de douces tractions, M. Hilton finit par dégager l'intestin. Cette opération faite il ferma la plaie par plusieurs points de suture. Cette opération dura une heure ; à la suite le malade tomba dans le collapsus puis dans le délire et il succomba neuf heures après l'opération.

A l'autopsie, on trouva plusieurs adhérences celluleuses et organisées entre les différentes circonvolutions de l'intestin grêle. Le cæcum et le côlon étaient remplis de matières féculentes, preuve que le cours des matières avait été rétabli.

OBSERVATION XI.

1847. — Hilton, London medico-chirurg. transact., t. XXXI, p. 323, 1848, et in Arch. gén. de médecine, 4e série, tome XIX, 1849.

Une dame faible et délicate, âgée de 36 ans, avait présenté, au mois de septembre 1847 des accidents consistant en des vomissements et de la constipation qui avaient disparu en quatre ou cinq jours sous l'influence de quelques purgatifs, etc... Depuis cette époque elle avait souvent éprouvé quelques phénomènes spasmodiques du côté de l'intestin ; la constipation était presque continuelle. Le 20 janvier dernier les vomissements reparurent, on chercha vainement des traces de hernie... La malade était dans cet état depuis onze jours, lorsque M. Hilton fut appelé. Il ne pouvait y avoir aucun doute sur l'existence d'un obstacle au cours des matières et cet obstacle devait exister vers l'intestin grêle puisque le côlon pouvait loger trois pintes de liquide sans difficulté et que d'un autre côté les vomissements étaient survenus d'une manière si rapide après le début des accidents. Dans un état de choses si grave M. Hilton crut devoir proposer la gastrotomie, qui fut accepté par la malade et sa famille. Après l'avoir préalablement endormie par le chloroforme, il pratiqua une incision sur la ligne médiane à partir de l'ombilic jusqu'au pubis, ouvrit avec soin le péritoine dans toute son étendue et aperçut les circonvolutions de l'intestin déjà couvertes de fausses membranes. La main fut introduite dans la cavité abdominale et on ne trouva rien ; l'auteur crut alors devoir élargir l'ouverture en haut et à gauche au

delà de l'ombilic, dans l'étendue d'environ un pouce. En séparant le côté
gauche du côlon de l'intestin grêle il rencontra quelques anses intestinales
pâles, rétractées et vides, il aperçut que l'une d'elles pénétrait dans le trou
obturateur du côté gauche, puis à l'aide de tractions douces et d'une pression
assez forte exécutée sur la partie supérieure de la cuisse il parvint à ramener
l'anse intestinale herniée qui avait une couleur brune mais qui n'était ni
gangrenée ni déchirée. Les bords de la plaie furent réunis par des points de
suture, les accidents ne se suspendirent point, la péritonite continua sa
marche et la mort eut lieu pendant la nuit.

A l'autopsie, les traces de la péritonite étaient des plus évidentes, toute la
moitié inférieure de la cavité abdominale était fortement enflammée (la circulation intestinale s'était toutefois rétablie puisqu'il existait des matières
féculentes dans le cæcum et dans le côlon droit). La portion intestinale étranglée qui pouvait avoir un demi-pouce de long était facile à reconnaître par
sa coloration rouge foncé. Le trou obturateur par lequel l'intestin avait passé
pouvait facilement loger le petit doigt, son rebord aponévrotique était très-
résistant, et du côté du péritoine on distinguait une adhérence filamenteuse
de fibrine qui avait dû servir à retenir l'intestin dans sa position normale. Il
n'existait sur aucun autre point de l'abdomen aucune cause d'étranglement
à laquelle on pût rapporter les accidents observés pendant la vie.

OBSERVATION XII.

1848. — Reali. Bulletino delle scienze mediche, octobre, novembre et décembre 1851.
Gazette médicale de Paris, 1852, page 425.

Le 18 décembre 1848, on conduisit à l'hôpital d'Orvieto, un paysan réduit
à la faiblesse la plus grande. Neuf jours auparavant conduit par cette idée
ingénieuse que s'il fermait la sortie aux aliments il réaliserait une économie
sur la quantité à ingérer, il s'était introduit un morceau de pieu dans le
rectum et depuis lors tous ses efforts n'avaient servi qu'à l'enfoncer davan-
tage; le doigt ne pouvait en toucher que le bout, et il était solidement fixé
de manière à ne céder à aucune des tractions qu'avec ce peu de prises on
put exercer sur lui. Après l'échec de toutes ces tentatives d'extraction, le
corps étranger oblitérant complétement la cavité intestinale, et le patient
étant menacé de périr dans d'atroces souffrances M. Reali se décida à une
opération. Après avoir incisé la paroi abdominale sur le côté gauche, il put
sentir directement le pieu dans le côlon descendant. Il voulut le faire des-
cendre jusqu'à l'anus mais ces essais ne réussirent pas et il fallut en venir à
inciser l'intestin. Ce ne fut qu'alors qu'on put retirer le fragment long de
16 centimètres et offrant un diamètre de plus de 3 centimètres à sa base, la
pointe était arrondie et assez mousse. Il n'y avait pas de matières fécales
retenues au-dessus de cet obturateur, seulement la muqueuse était noirâtre,

la tunique péritonéale fortement injectée et l'épaisseur de la paroi intestinale notablement augmentée. La plaie des intestins fut réunie à l'aide de la suture pratiquée selon le procédé de **M.** Joubert, quant à l'incision de l'abdomen on en rapprocha les lèvres au moyen de la suture entrecoupée. Des applications froides d'abord puis glacées furent maintenues sur la région opérée. On donna à deux reprises de l'huile de ricin, un écoulement purulent s'établit par l'anus.

Les premiers jours la tuméfaction des parois intestinales s'opposant au cours des matières produisit du météorisme et des vomissements. Trois saignées, des applications de sangsues, quelques doses d'huiles de croton, mirent fin à ses accidents qui s'étaient élevés a un degré inquiétant. Les évacuations recommencèrent le cinquième jour ; vers le quarantième les plaies étaient cicatrisées. On garda le malade encore deux mois à l'hôpital pour éviter qu'il ne compromît sa guérison par quelqu'un des écarts de régime si familiers aux gens de sa classe et de son caractère.

Aujourd'hui, deux ans neuf mois se sont écoulés, il mange autant et les mêmes aliments que tout le monde et sa santé est parfaite ainsi que sa voracité à laquelle depuis lors il n'a plus cherché de remède.

OBSERVRTION XIII.

1851.—Luke. Rapportée par Phillips, Mémoire in Med. chirurg. trans., vol. XXXI, 1848.

Le malade de M. Luke était âgé de 41 ans, il n'avait pas souffert de constipation jusqu'au neuvième jour avant son entrée à London-Hospital. La constipation avait été complète et il éprouvait des douleurs passagères, accompagnées de tension, qui s'étendaient de la région iliaque gauche jusque sous l'abdomen. Des purgatifs furent administrés par la bouche et par le rectum, du calomel et de l'opium furent donnés toutes les quatre heures. Au bout de quarante-huit heures il y eut un commencement de salivation. La constipation persistant, un tube fut introduit dans le rectum à peu près sur une longueur de 20 pouces, une dernière fois il fut introduit par M. Luke qui s'assura qu'il ne pouvait pénétrer au-delà du rectum mais se repliait sur lui-même. M. Luke convaincu par l'exploration faite avec le tube et les autres signes que l'obstruction existait à l'extrémité du côlon, il fut résolu, le sixième jour après l'admission qu'on ferait une incision exploratrice dans la fosse iliaque gauche. L'incision eut 4 pouces de long ; en ouvrant le péritoine on trouva la tension intestinale si grande qu'il parut nécessaire d'agrandir l'ouverture externe. Malgré cela on éprouva de la difficulté à arriver jusqu'à l'obstruction, et l'on n'accomplit pas l'opération avant d'avoir diminué la distension gazeuse intestinale par l'introduction d'un petit trocart. L'intestin fut alors fendu sur l'étendue d'un pouce et demi. Le doigt passé à travers l'ouverture dans l'intestin sentit la constriction qui parut être une induration circulaire. Le patient dormit pendant la nuit, le lendemain matin il n'y avait pas d'amélioration, la tension était encore considérable. Dans les vingt-quatre heures le malade mourut.

Post mortem, l'intestin grêle fut trouvé enflé, le côlon avait deux fois son diamètre ordinaire, le péritoine enveloppant le côlon transverse était déchiré sur une longueur d'environ 6 pouces, l'étranglement était situé à environ 8 pouces de l'anus dans l'S du côlon et occupait environ 5 pouces de l'intestin; était complétement impénétrable et c'était le résultat d'une maladie chronique.

OBSERVATION XIV.

1853. — Hilton. Association medical Journal, 12 mai 1854. Gazette médicale de Paris, t. X, page 94.

Le 11 août 1853, M. Hilton fut appelé à Norwood, par M. Ridge, pendant la nuit. Il trouva un jeune homme couché dans un lit, dans une angoisse extrême ; il vomissait constamment de petites quantités d'un liquide teint de bile jaune, et ne pouvait pas prendre une seule cuillerée de liquide sans la vomir aussitôt; le pouls était très-précipité et très-faible, les yeux enfoncés, une grande anxiété se peignait sur ses traits. Il existait une grande sensibilité près de l'ombilic et au-dessous. Comme il était dans un état d'épuisement laissant peu d'espoir, les Drs Ridge et Champman qui l'avaient vu antérieurement étaient d'avis d'opérer immédiatement la gastrotomie. Cet avis concordant parfaitement avec les cas observés auparavant par M. Hilton, celui-ci procéda aussitôt à l'opération.

Il fit sur la ligne médiane une incision de 3 pouces environ commençant un peu au-dessus et à gauche de l'ombilic et s'étendant en bas. La ligne fut découverte et divisée verticalement jusqu'à ce qu'il fût en vue du péritoine ; une portion de cette membrane fut pincée entre le doigt et le pouce et ouverte avec le bistouri. Le doigt introduit dans l'abdomen servit de conducteur pour compléter l'ouverture correspondant à l'incision faite à la peau. Le côlon transverse et le grand épiploon apparurent alors; ils étaient turgescents, les vaisseaux sanguins pleins de sang; on apercevait quelques tubercules miliaires, plus tard on en trouva encore sur les parois des intestins grêles contractés et fixés du côté gauche de la racine du mésentère. Le cordon fut divisé avec l'ongle entre 1 et 2 pouces du point ou il était fixé, l'autre extrémité fut tirée en dehors de la plaie, il ne s'en échappa pas de sang. Comme ce lieu ne paraissait pas serrer très-fortement les intestins et comme les symptômes étaient évidemment produits par une obstruction complète de quelque autre genre, M. Hilton conclut que ce ne pouvait être la véritable cause des symptômes graves qui se manifestaient. Il passa le doigt en bas pour examiner les trous obturateurs, les trouvant libres il dirigea le doigt en haut vers le commencement du jéjunum du côté gauche de la ligne médiane et il trouva qu'à l'endroit où cette portion des intestins grêles devient comparativement libre, elle avait passé du côté droit de l'abdomen, à travers une ouverture anormale du mésentère, position dans laquelle elle était fortement retenue. Il retira cette portion d'intestin de l'endroit où elle était incarcérée par une forte traction qu'il fit du côté gauche de l'abdomen et il l'amena au dehors. Elle était longue de 6 à 8 pieds environ, de couleur noire et très-congestionnée, mais non en gangrène. Le trou par lequel elle avait passé admettait facilement l'extrémité des doigts. La cause des symptômes graves qui s'étaient manifestés étant connue et y ayant remédié autant que possible, M. Hilton réunit les bords de la plaie par des sutures qu'on recouvrit de charpie. Il ne s'était presque pas échappé de sang et l'opération avait offert peu de difficultés.

Tous les symptômes de l'étranglement disparurent, le malade se trouva mieux, prit du bouillon de bœuf, du café et du lait sans aucun inconvénient et sans éprouver de nausées. On lui donna ensuite de l'arrow-root, des œufs, du vin, mais le soir il fut pris de faiblesse et mourut.

On ne put procéder à l'autopsie.

Observation XV.

1854. — Borelli, *Gazetta medica italiana* (Stati Sardi), 1854.
Gazette médicale de Paris, 1855, tome X, page 756.

Homme de 40 ans, habitant la campagne, sanguin, nerveux, robuste, portant depuis son enfance une hernie inguinale gauche. Le 7 septembre, il éprouve des douleurs et des borborygmes comme il arrivait lorsque la hernie qui n'était pas maintenue devait sortir ; peu après elle sortit hors de l'anneau inguinal, vomissements, douleurs violentes. Le médecin qui le vit alors constata des vomissements répétés, une soif vive, de la fièvre, une tuméfaction du ventre et une petite tumeur à l'aine gauche. Deux saignées, huile de ricin qui est rejetée, cataplasmes, glace, lavements purgatifs sans effe

Le 9, mêmes symptômes, troisième saignée, autres lavements sans effet.

Le 12, septième jour de la maladie, persistance des vomissements sans évacuations alvines, peau à peine chaude, pouls déprimé, physionomie et moral abattus, ventre tympanisé et extrêmement tendu avec bosselures formées par les intestins tuméfiés. Région inguinale parfaitement libre et sans aucune tumeur ; le doigt pénètre facilement dans l'anneau externe ; le long de la fosse iliaque gauche il y a un peu de gonflement moindre toutefois que dans plusieurs autres points de l'abdomen. Le malade raconte que depuis les deux premières saignées la hernie est rentrée d'elle-même et qu'il n'avait plus senti de douleur dans cette région. On soupçonne un étranglement interne : huile de croton-tiglium en frictions sur le ventre et à l'intérieur, aucun effet. À huit heures du soir, on se décida à opérer.

Le malade est chloroformisé. M. Borelli pratique au niveau de la fosse iliaque gauche à la hauteur d'environ 10 centimètres une large plaie transversale. La peau, les muscles, le péritoine sont successivement incisés. Une masse d'intestins grêles sort par place ; il les déplisse et ne trouve pas l'ombre d'étranglement, ni de l'épiploon ni du sac. Introduisant alors la main presque tout entière dans le ventre du côté de l'ombilic, il parvient à découvrir le siége de l'étranglement. C'était un anneau très-dur et très-resserré par lequel passait l'intestin étranglé. L'obstacle reconnu, il le leva à l'aide du bistouri de Pott, instrument que l'opérateur avait heureusement sur lui et sans lequel il n'eût pu terminer l'opération. Le débridement terminé, l'intestin réduit, on pratiqua la suture des parois abdominales, le tout se fit en vingt minutes.

Depuis l'opération, soulagement dans les vomissements, le météorisme et les douleurs continuent pendant deux jours, sans évacuations alvines ; lavements, cataplasmes, onctions mercurielles à l'intérieur, calomel et jalap On obtient des selles.

Le 15, quatrième jour de l'opération, deuxième saignée.

Le 16, ventre énormément tendu, peu de réaction, forces abattues clystère avec huile de ricin, évacuation abondante suivie d'amélioration. Le malade eut une rechute que l'on soupçonna due à une indigestion ; il eut aussi des accès de fièvre intermittente que l'on combattit avec le sulfate de quinine. A partir de ce moment, il entra en convalescence et dès les premiers jours d'octobre, il put sortir du lit.

OBSERVATION XVI.

1859. — Depaul. Rapportée par Mony, Thèses de Paris, 1869.

E. F..., garçon de restaurant, entre le 20 octobre 1859 dans le service de M. Grisolle à l'Hôtel-Dieu. Jamais de maladie grave antérieure...

Le 23 octobre, diagnostic non douteux, étranglement interne de cause inconnue.

Le 27, après qu'on eut usé tous les moyens médicaux, la gastrotomie est résolue par M. Depaul. Acceptée par le malade, elle est faite par M. Depaul. On fait une ouverture verticale commençant à 5 ou 6 centimètres à gauche et au-dessous de l'ombilic, se prolongeant vers le pubis dans une étendue de 10 à 12 centimètres et on trouve un commencement de péritonite de l'intestin. M. Depaul, introduisant le doigt profondément pour explorer la cavité abdominale, arrive très-facilement sur l'obstacle. Celui-ci lui paraît constitué par des brides qui fixent l'intestin grêle à la moitié gauche de la base du sacrum, mais qui sont trop épaisses et trop étendues pour être détruites. Il va chercher à droite et amène au dehors une portion du bout inférieur qui contraste par sa placidité et la petitesse de son calibre avec le bout supérieur. Désespérant de pouvoir lever l'obstacle, M. Depaul se décide à pratiquer un anus artificiel. Mort 6 heures après l'opération.

Autopsie. — Tout le bout supérieur de l'intestin grêle est très-dilaté, d'un rouge vif, ne présente pas son poli habituel, mais est couvert en un très-grand nombre de points d'exsudation plastique réunissant les anses les unes aux autres et révélant une péritonite récente. En déroulant le bout supérieur on arrive à un sillon peu profond qui, joint au changement brusque de calibre, indique nettement le point où la circulation des matières est arrêtée dans l'intestin grêle. Ce point répond exactement au siége reconnu par M. Depaul pendant l'opération, c'est-à-dire à la partie postérieure et latérale gauche du détroit supérieur aux environs de l'articulation sacro-iliaque de ce côté, mais dans l'état où se trouvent actuellement les parties, on ne voit pas quel a été l'agent de constriction. Rien n'est engagé dans le sillon indiqué plus haut, rien n'est disposé de façon à produire l'étranglement. Il faut admettre que l'obstacle a été déplacé pendant ou après l'opération. C'est en effet à la partie postérieure de l'intestin que l'on constate la présence d'un cordon fibreux qui, partant du mésentère, descend obliquement au-devant de la colonne lombaire pour aller se fixer par son extrémité inférieure au bord droit de la fin de l'S iliaque. Cette bride semble avoir été entraînée par les mouvements du gros intestin, de manière à former une anse à concavité supérieure dans laquelle a été serré l'intestin grêle. Si en effet on vient à donner cette disposition à la bride, on voit qu'elle vient tout naturellement se placer dans le sillon qui est la trace de la constriction et l'on s'explique aussi de cette façon comment la bride étant tordue et solidement fixée en haut du mésentère a paru pendant l'opération beaucoup plus épaisse et plus étendue qu'elle ne l'est en réalité... puis description de la bride, longue de 5 à 6 centimètres, composée d'une frange épiploïque et d'un cordon fibreux arrondi blanchâtre. La constriction ne paraissait pas avoir été très-énergique, car le sillon était peu profond et ne présentait pas d'érosion de la séreuse. A part la bride, aucune trace de péritonite ancienne, aucun autre obstacle, dans l'intérieur de l'intestin, au cours des matières.

OBSERVATION XVII.

1860. — Lorquet (de Vassigny, Ardennes), Gazette des hôpitaux, 1861, n° 15, page 59.

Le nommé L..., de la Lobbe (Ardennes), âgé de 53 ans, excerça, jusqu'en 1859, le métier de sieur de long ; il est d'une bonne constitution. En 1860 à la suite d'un effort, il éprouva dans l'aine du côté droit, une sensation de déchirement, et bientôt après, il y sentit une tumeur qui fut réduite et maintenue au moyen d'un bandage. Six ans se passèrent sans que L... éprouvât le moindre accident. En 1854, réapparition de la hernie, de temps en temps cet accident se renouvelait, et L... réduisait sa hernie. Le 6 novembre 1860, il eut de fortes coliques, des vomissements, le ventre était douloureux, ballonné, un purgatif fit disparaître ces symptômes. Le 21, L.. se sent pris, dans la nuit, de violentes douleurs abdominales. M. Robinet et moi, appelés près de lui, nous pûmes constater ce qui suit : en déprimant les parois abdominales je sentis entre l'anneau et l'épine iliaque antéro-supérieure, une tumeur de la grosseur d'une petite orange, elle était dure et fixe. Aidé par cet examen, et les antécédents pathologiques du malade, je diagnostiquai une occlusion intestinale. De quelle nature était-elle? Là commençait l'indécision et pourtant je penchai pour un étranglement par le collet d'un ancien sac herniaire. Emploi de divers traitements sans résultat, entre autres choses un essai de taxis, à travers les parois abdominales. Le mal ne faisait qu'empirer, nous fallait-il rester simples spectateurs de l'agonie de notre malade ou essayer de rétablir par une opération le cours des matières? Avec la certitude de la mort prochaine du malade, nous résolûmes de pratiquer la gastrotomie, voulant lever l'étranglement si c'était possible, sinon établir un anus artificiel. Mais il était nuit, l'opération fut remise au lendemain matin.

Le 22. Après avoir chloroformisé le malade, je fis parallèlement au ligament de Fallope, une incision de 8 centimètres partant de l'anneau inguinal et se dirigeant vers l'épine iliaque antéro-supérieure. Cette insision intéressa la peau, le tissu cellulaire sous-cutané, les muscles grands et petit oblique, le transverse, et le fascia transversalis. J'attirai ensuite facilement au dehors la tumeur, et ayant pratiqué en dédolant, une ouverture à son enveloppe péritonéale, je l'agrandis sur la sonde cannelée. Je reconnus alors que j'avais affaire à un véritable sac herniaire étranglant par son collet une anse intestinale de 15 centimètres environ. Le collet, comme un cordon fibreux et résistant, serrait si fort les intestins que j'eus beaucoup de peine à introduire le bistouri boutonné pour opérer le débridement. Il n'y avait nulle adhérence entre le sac et les intestins; ceux-ci ne contenaient que des gaz. La partie des intestins étreinte par le collet était légèrement rétrécie et d'un brun noirâtre. La réduction fut faite ensuite, mais non sans quelque difficulté, car au fur et à mesure que je faisais rentrer quelques centimètres d'intestin, il en sortait le double. Deux points de suture au tiers supérieur et inférieur de la plaie et un pansement à plat terminèrent l'opération.

A peine le pansement était-il terminé qu'une selle vint souiller le bandage de soutien et nous donner bon augure. Les vomissements s'arrêtent, le hoquet seul persiste une demi-heure. Dans la journée un lavement d'eau et de son amène une selle plus abondante que la première et une grande quantité de gaz. Deux cuillerées de bouillon, d'heure en heure. La nuit le malade repose deux ou trois heures. Du 23 au 25 pas de symptômes de péritonite, la plaie commence à se cicatriser et a un bel aspect. Léger potage, lavements tous les jours. Le 26, les points de suture sont enlevés, le malade désire plus de nourriture. Le 15 décembre, la plaie est complétement cicatrisée. Le 20, le malade se lève, et le 1er janvier 1861, il rend visite à ses voisins.

Observation XVIII.

1867. — Bryant, Société royale de médecine et de chirurgie de Londres (séances de
janvier-juin, 1867). Archives génér. de médecine, 1867, tome II, page 367.

Dans la séance du 12 mars, M. Thomas Bryant a communiqué à la Société
un fait intéressant d'étranglement interne par une bride associée à une hernie
réductible. Opération; guérison. Le sujet de cette observation, âgé de 51 ans,
présentait depuis plusieurs jours des signes d'étranglement interne, et avait
une hernie inguinale droite, mais celle-ci était réduite à un examen attentif
qui ne permettait pas de lui rattacher les accidents. Le malade éprouvait en
outre une vive douleur paroxystique limitée en un point à droite de l'ombilic.

Dans ces circonstances M. Bryant jugea opportun de pratiquer une opération qui lui permît d'explorer la région de la hernie. Une incision fut faite
au niveau de la hernie, et dans cette région on ne trouva rien qui rendît
compte des accidents. Cependant la partie de l'intestin qui se présentait à
la vue avait une couleur rouge foncé et elle était œdémateuse, ce qui mon-
trait bien qu'elle devait être étranglée. L'intestin ayant été alors attiré en
bas, l'opérateur engagea son doigt en suivant cet intestin vers le point qui
était le siége de la douleur fixe et il y sentit une bride qu'il put tendre sur
son doigt et couper avec des ciseaux. Les phénomènes d'étranglement disparurent, et le malade guérit rapidement.

Observation XIX.

1867. — Parise. Rapportée par Patoir, Thèses de Paris, 1869.

D..., garçon boulanger, 30 ans environ, jouissant habituellement d'une
bonne santé, éprouve, dans le commencement de 1867, quelques coliques sour-
des, qui reviennent par intervalle et toute la nuit. M. Parise, appelé dans la
prévision d'une opération prochaine, se rend près du malade qu'il examine
avec la plus grande attention. Il confirme le diagnostic et suppose qu'un
étranglement existe vers la partie inférieure de l'intestin grêle.

L'opération fut décidée; on renonça à l'emploi du chloroforme à cause de
la faiblesse du malade. M. Parise ne tint pas compte de la douleur observée
à gauche, pendant tout le courant de la maladie, se basant sur des études
spéciales qu'il se propose de faire connaître et sur la plupart des observations qui établissent que l'étranglement siége le plus souvent à droite ; il se
décide à pratiquer la gastrotomie de ce côté. Après s'être assuré de l'état de
vacuité de la vessie, et la peau ayant été rasée préalablement, il pratiqua, deux
doigts au dessus de l'arcade fémorale, une incision de 8 centimètres environ

qu'il prolongea parallèlement à ce ligament du côté externe. Les diverses couches de la paroi abdominale furent incisées dans la même étendue sans donner lieu à la moindre perte de sang. Le péritoine, mis à découvert avec les plus grandes précautions, fut ouvert dans un point, puis largement excisé àvec un bistouri boutonné. Du liquide alors s'échappa au dehors. M. Parise introduisant deux doigts par son ouverture, s'assure qu'il n'y a pas de hernie intra-abdominale et en touchant le cæcum, il·sent en avant une anse dure, résistante, qu'il cherche à contourner en enfonçant plus profondément le doigt. Ne pouvant l'amener au dehors à cause de l'étroitesse de l'ouverture, il prolonge un peu son incision du côté externe, ce qui lui permet en tirant légèrement, de mettre sous les yeux le siége de l'étranglement formé par un diverticulum qui serrait circulairement l'intestin, et dont la boule terminale donnait attache à une bride qui remontait obliquement en haut et à gauche. Cette disposition étant reconnue, M. Parise incise la bride, qui s'insère sur la terminaison ampullaire du diverticulum, qui se déroule avec la plus grande facilité. Cet appendice était mortifié dans le tiers de sa longueur, et donna lieu à une éruption de gaz et de matières fécales. Il est fendu et vidé et la réduction de l'intestin étant faite il est maintenu dans la plaie.

Après l'opération, le cours des matières fécales ne s'est pas bien rétabli. Pour faciliter une évacuation, M. Parise pousse une injection par le diverticule ce qui amène une selle peu abondante. L'état du malade ne s'est pas amélioré, les accidents de la péritonite se sont de plus en plus aggravés, et la mort est arrivée deux jours après l'opération.

A l'autopsie : Épanchement assez considérable dans la cavité abdominale; quelques dépôts d'exsudation plastique, adhérence des intestins. L'appendice était situé à 30 centimètres environ, au-dessus de la valvule iléo-cæcale. Sa longueur était de 2 centimètres, et la bride qui lui faisait suite allait s'attacher au-dessous, et un peu à droite de l'ombilic. L'anse intestinale étranglée comprenait toute la portion d'iléon située entre la bride et le commencement du gros intestin.

OBSERVATION XX.

1870. Annandale, Edinburgh medical journal, février 1871, et Arch. gén. de méd., décembre 1871, p. 742.

U. M.., âgé de 55 ans sortit de chez lui en parfaite santé le 14 novembre 1870 au matin pour aller vaquer à ses occupations de colporteur, et rentra pour déjeuner, à deux heures de l'après midi il fut pris d'une violente douleur dans le ventre qui persista le reste de la journée et toute la nuit. Le matin du quatrième jour de Dᵒ Annandale vit le malade avec le D• Murray pour la première fois... En présence des symptômes je déclarai, dit le Dᵒ Annandale, que pour moi la seule chance de sauver le malade était d'ouvrir la cavité abdominale puis de rechercher et d'enlever, si cela était possible, la cause de l'obstruction. Le malade accepta l'opération, je proposai alors de le faire transporter au Royal Infirmery. La chambre qu'il habitait était noire, sale et mal disposée pour une opération. Mais pendant les préparatifs de départ le malade devint si faible que je jugeai plus prudent de faire l'opération sur place. Tout fut donc préparé pour le soir même et les Drs Murray, Chiene et A. Muller, furent assez aimables pour m'accompagner et me prêter leur concours.

Une fois le malade sous l'influence du chloroforme je fis une incision étendue de 1 pouce au-dessous de l'ombilic jusqu'à environ 2 pouces au-dessus du pubis ; je divisai ainsi la paroi abdominale jusqu'au péritoine et après avoir lié une petite artère qui donnait à la partie inférieure de la plaie je coupai avec soin la séreuse péritonéale dans une longueur correspondant environ aux deux tiers de l'incision pariétale. Dès que la cavité péritonéale fut ouverte, une grosse masse d'intestin grêle fit hernie entre les lèvres de la plaie. Il fut permis de remarquer qu'une portion de cet intestin était très-dilatée, tandis que l'autre était non-seulement resserrée, mais encore congestionnée ; à la réunion de ces deux parties on distingue facilement l'obstruction qui était du reste complète. La cause de l'obstruction était une corde fine comme une bande de tissu plastique, adhérente au mésentère, enveloppant complétement l'intestin, qui se trouvait ainsi comprimé dans toute sa circonférence. Cette bride était si molle que lorsqu'on la prit avec les doigts elle se détacha facilement de son point d'attache et l'intestin fut débridé et libre. Pas de trace de péritonite. La portion de l'intestin qui avait fait hernie entre les bords de la plaie fut replacée avec soin dans la cavité abdominale, les bords de l'incision rapprochés et maintenus par quelques sutures de fil qui comprenaient le péritoine. Quelques sutures superficielles furent interposées entre les parties profondes. Pansement antiseptique ; plumasseau d'étoupes fixé par un large bandage de corps. Dès que le malade fut sorti de l'influence chloroformique, on lui donna sous forme de pilules deux grains d'opium. Forcé de quitter la ville le soir même je priai le Dr Chiene conjointement avec le Dr Murray de vouloir bien se charger du malade. Voici dans quels termes ce dernier gentleman rend compte du progrès de la maladie. « A une heure du lendemain matin, environ six heures après l'opération le malade devient plus faible et se plaint de douleurs dans le ventre. A neuf heures la douleur abdominale devient moins pénible, on donne à boire un peu de limonade et de scherry lesquels ne sont pas rejetés. Dans l'après-midi l'opéré se trouve plus mal, le pouls devient faible et irrégulier, puis le malade s'affaiblit de plus en plus et meurt avec tous les signes de l'épuisement vers une heure. Les vomissements n'avaient pas reparu depuis l'opération. »

A mon retour de la campagne le lendemain de la mort du malade je fis l'examen de l'abdomen ; malheureusement il fut superficiel, le corps étant déjà dans la bière. Les bords de la plaie sont bien au contact et réunis au moyen d'une couche de lymphe plastique; on distingua même la différence entre la nature de l'intestin dilaté et resserré, ainsi que la trace de l'étranglement, mais à un degré moindre que pendant la vie. La marque de la bride autour de l'intestin existe encore ; le canal de l'intestin à ce niveau est très-perméable. Pas de trace de péritonite; par contre obstruction dans la continuité même de l'intestin.

Observation XXI.

1869. — De Closmadeuc, Union médicale, 30 novembre 1869.

Un chiffonnier de 50 ans, de constitution robuste, atteint d'aliénation mentale se fait, à l'aide d'un couteau fraîchement aiguisé et à la lame large, une large plaie au-dessus de l'ombilic. La mort ne venant pas assez vite, il se précipite d'un premier étage la tête la première dans la rue. Des voisins le relèvent et le portent tout ensanglanté dans sa chambre, une masse énorme d'intestin pendant sur les cuisses et le ventre. M. de Closmadeuc arriva sept heures après l'accident ; une hémorrhagie abondante avait eu lieu et continuait par les blessures, car il s'était ouvert la gorge avant de s'ouvrir le ventre. Il était étendu sur une paillasse, presque sans mouvement et glacé, respirant bruyamment par la plaie de la trachée, d'une faiblesse extrême, mais n'ayant pas perdu connaissance. A côté de lui, une grande partie de l'intestin grêle, l'épiploon, l'arc du colon, le tout souillé de sang et de boue et recouvert de mauvaises guenilles. La plaie de l'abdomen était transversale et située à deux travers de doigt au-dessous de l'ombilic, elle avait 12 centimètres de longueur. Toutes les parties étant lavées, nettoyées à l'aide d'éponges et d'eau tiède, le chirurgien dévida lentement et avec soin toute la masse intestinale herniée et même ce qui restait dans l'abdomen, et il reconnut que le couteau en pénétrant dans la cavité abdominale avait perforé le grand épiploon en deux endroits, troué le méso-colon et le mésentère et divisé du même coup deux branches de l'artère mésentérique.

Malgré l'état désespéré du blessé dans ce moment, je me décidai, dit M. Closmadeuc, à remplir toutes les indications opératoires fournies par ces horribles blessures ; nettoiement de la masse intestinale, inspection minutieuse de l'épiploon et de l'intestin dans toute sa longueur, ligature des artères mésentériques qui donnaient du sang, débridement de la plaie abdominale en haut, pour faciliter la réduction des viscères, fermeture de cette vaste brèche à l'aide de 16 points de suture entortillée, les deux chefs des ligatures des artérioles mésentériques faites avec un fil très-fin furent coupées au ras du nœud.

En quittant l'appartement, le chirurgien était convaincu d'avoir fait une opération d'amphithéâtre et que le blessé serait mort le lendemain, tandis

que vingt-huit jours après il était complétement guéri et n'avait éprouvé
aucun accident pendant la cicatrisation de sa plaie. Aujourd'hui, il s'est écoulé
9 mois depuis cette gastrotomie accidentelle et cet hypochondriaque va bien ;
la cicatrice abdominale est fermée sans éventration ; quant à la blessure
de la trachée, elle a eu pour conséquence de rendre la voix sourde et voi-
lée.

TABLE DES MATIERES

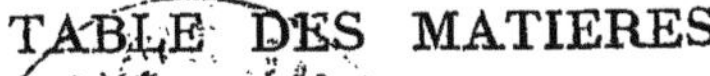

P. PARENT, imprimeur de la Faculté de Médecine, rue Mr le Prince, 31.